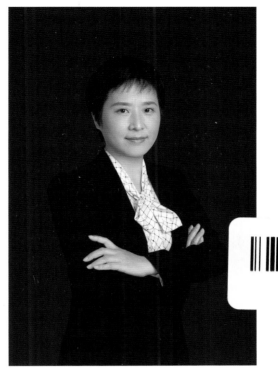

盛昭园

博士，主任医师，上海中医药大学副教授、硕士研究生导师。从事中医内科临床工作 20 余年，平素精研经典，倡导传统中医的治疗理念。擅长治疗神经肌肉病、心病、慢性疲劳综合征、失眠、情绪疾病等内科疾病。先后入选上海市名老中医药专家学术思想及临床经验高级研修班；上海市优秀青年中医临床人才培养项目；上海市中医药领军人才学术共同体项目；第六批全国老中医药专家学术经验继承人，上海市虹口区拔尖人才，上海市李庚和学术经验研究工作室负责人，海派中医丁氏内科严苍山基地成员，国医大师严世芸工作室成员。医药兼修，在多个国内外学术分会任职，主要职务有上海中医药学会神志病分会副主任委员、心病分会常务委员、内科分会委员、科普分会委员、流派分会委员、针刀医学分会委员、风湿病分会委员，上海中西医结合学会循证医学分会委员，上海市医师协会罕见病专业委员会副会长，世界中医药学会联合会医案专业委员会理事，中国睡眠研究会中医睡眠专业委员会委员，上海市虹口区医学会中医学术流派传承专业委员会主任委员，上海中药行业协会野山参鉴定专员。被评为虹口区消费者权益保护委员会"小虹心"消费教育宣讲团讲师、甘肃中医药大学附属医院神经康复科技术指导。

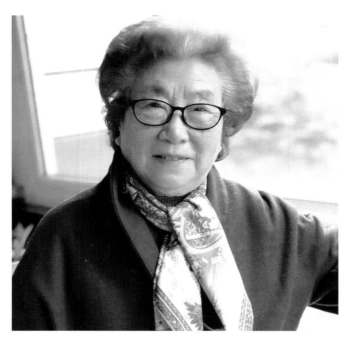

上海市名老中医李庚和教授

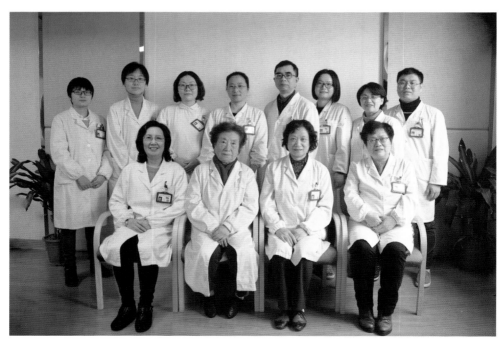

上海市名老中医李庚和教授与传统医学科团队的合影

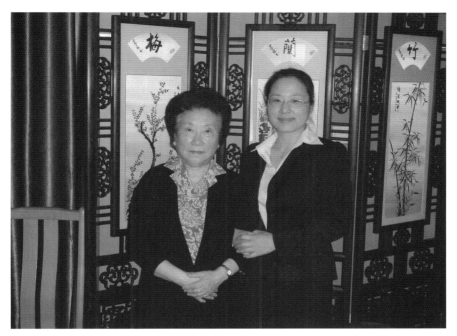

上海市名老中医李庚和教授与传承人盛昭园的合影

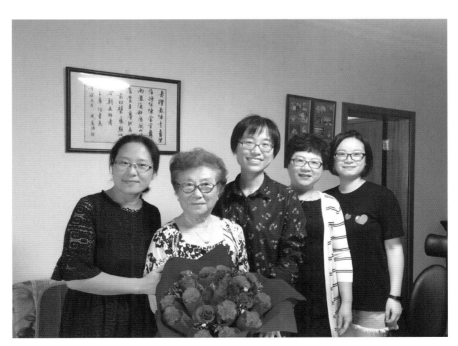

传承人盛昭园与李庚和教授及其家属的合影

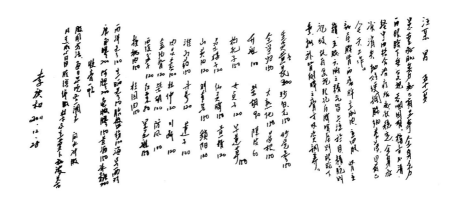

上海市名老中医李庚和教授的毛笔医案

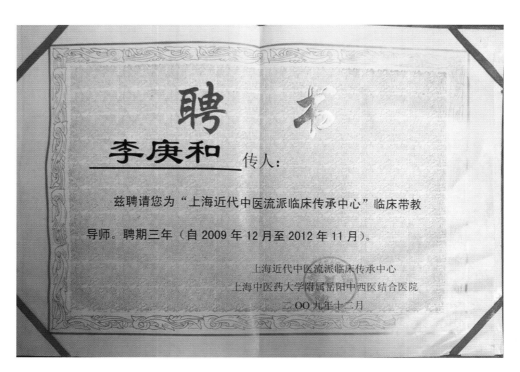

上海市名老中医李庚和教授传承带教聘书

重症肌无力的中西医诊疗

盛昭园　主编

科学出版社

北京

内 容 简 介

本书共分五章。第一章"重症肌无力的西医诊疗",重点介绍重症肌无力的临床表现及分型、实验室诊断、影像学表现、鉴别诊断、西医治疗、重症肌无力危象、妊娠期重症肌无力、儿童与青少年重症肌无力、重症肌无力合并症的西医诊疗及重症肌无力的预后。第二章"重症肌无力的中医诊疗",重点介绍重症肌无力的中医辨证思路与中医综合治疗。第三章"重症肌无力的学术思想",阐述李庚和学术思想,并收录北丁南夏学术交流及国内其他重症肌无力学术思想。第四章"15版、20版重症肌无力临床指南解读与比较",以期为临床工作提供参考。第五章"重症肌无力中西医结合全程管理模式",主要介绍重症肌无力中西结合全程管理的内容。另外,还附有"重症肌无力专科历史沿革",简要介绍专科的发展历程。

本书可供中医、中西医结合临床医师参考阅读。

图书在版编目(CIP)数据

重症肌无力的中西医诊疗 / 盛昭园主编. —北京:
科学出版社,2024.6
　　ISBN 978 - 7 - 03 - 078456 - 8

　　Ⅰ. ①重… Ⅱ. ①盛… Ⅲ. ①重症肌无力-中西医结合疗法 Ⅳ. ①R746.1

中国国家版本馆 CIP 数据核字(2024)第 087640 号

责任编辑:陆纯燕/责任校对:谭宏宇
责任印制:黄晓鸣/封面设计:殷 靓

科学出版社 出版
北京东黄城根北街 16 号
邮政编码:100717
http://www.sciencep.com

南京文脉图文设计制作有限公司排版
上海景条印刷有限公司印刷
科学出版社发行 各地新华书店经销

*

2024 年 6 月第 一 版 开本:B5(720×1000)
2024 年 6 月第一次印刷 印张:10 1/2 插页:4
字数:164 000

定价:80.00 元
(如有印装质量问题,我社负责调换)

　　"重症肌无力"之病,是一种病因复杂、表现多样、诊治困难、疗效难求的自身免疫性疾病,故临床误诊误治之情况频频。因此,急切需要一本内容系统翔实的专病书籍,以普及知识、指导临床、惠泽患者。

　　上海市中西医结合医院"重症肌无力专病专科"乃由中医名家张近三先贤创始于 20 世纪 70 年代。历经大量的临证实践,依据诊治数据的科学分析,上海市名中医李庚和教授进一步凝练成了"培补脾肾论治"的治疗理念。学科目前具有"上海市中医重症肌无力医疗协作中心""上海市中医重症肌无力特色专科""上海市医学领先专业重症肌无力特色专科""上海市中医临床优势专科(重症肌无力)单位"等诸多的学术荣誉名谓。

　　学科良性、高效的发展,势必造就中医后学人才辈出之态势。时下的学科带头人盛昭园主任,师承多位海派中医名家。尤其是侍诊于李庚和先师门下求知求学,从不懈怠,弋获良多,得益匪浅。时下她致力于继承弘扬海派中医特色优势,形成了以中医药为主体,中西医结合、中西医优势互补的分阶段综合治疗模式。

　　令人欣慰的是,经过以中医药为主体的、精准的系统性治疗,患者获得了显著的临床缓解乃至痊愈的占比较高。

　　由盛昭园主任主编的、即将付梓问世的《重症肌无力的中西医诊疗》一书,以中西医诊疗为主线,汇集了最新的文献资料,并整理归纳总结了多年的临证效验、科研成果,集约性地体现了重症肌无力中西医诊疗领域的基本共识和最前沿的研究成果,是一部实用性、科学性、操作性极强的中西医诊疗专著。该书实乃适合神经学、免疫学专业的医学生学习使用,也是热衷于从事诊疗重症肌无力事业的专家学者的参考用书。

第一章 重症肌无力的西医诊疗

第二章 重症肌无力的中医诊疗

第三章　重症肌无力的学术思想

第四章　15 版、20 版重症肌无力诊断与治疗指南解读与比较

第五章　重症肌无力中西医结合全程管理模式

附录　重症肌无力专科发展历程

第一章
重症肌无力的西医诊疗

第一节 **重症肌无力临床表现及分型**

一、临床表现

重症肌无力(myasthenia gravis,MG)主要累及骨骼肌。骨骼肌又称随意肌,即可以主动控制的肌肉,与我们平时的日常活动息息相关。临床表现从眼睑直到下肢,都可累及。例如,眼睑下垂,典型的重症肌无力表现是双侧眼睑交替下垂;如始终是单睑下垂,需警惕其他病可能。再如,眼球活动障碍,斜视,闭合不全,鼓腮漏气或不能,舌抵腮无力或不能,伸舌勉强出口或不能,悬雍垂不能脱离舌根,咽部有分泌物潴留,咽反射消失。又如,患者不能漱口,或唇溢,或呛咳,不能连续饮水;说话有鼻音和/或大舌音;颈项无力;吃饭要用手托腮;卧位头不能离枕;腹式呼吸无力或不能;重症肌无力危象患者可以看到三凹征;下肢不能抬离床面,床上翻身或起床困难;双臂前并举、侧平举和上举不到位或不能维持,刷牙、洗脸、梳头、洗头、提裤子困难;握力差,拿不了筷子,只能用勺子;行走拖曳,步速慢;不能蹲立;不能上下楼等。

二、分型

目前重症肌无力有 2 种分型,其中一种是改良的 Osserman 分型,分为以下5 型。

Ⅰ型为眼肌型,包括眼睑下垂、眼球活动障碍、斜视、复视、眼睑闭合不全等。

Ⅱa型为四肢躯干型,以四肢躯干无力为主。

Ⅱb型为出现延髓麻痹症状,如说话、咀嚼、吞咽困难等。

Ⅲ型为激进型,从发病开始,半年内出现重症肌无力危象。

Ⅳ型为迟发重症型,从发病开始,迁延不愈,2年内出现重症肌无力危象。

Ⅴ型为肌萎缩型,起病半年内出现,以失用性为主,多见于长期卧床的患者。

另一种重症肌无力的分型是目前广泛使用的 MGFA 分型。具体分型如下。

Ⅰ型为眼肌型。

Ⅱa、Ⅲa、Ⅳa型,分别对应四肢躯干无力轻、中、重症,都可有较轻的延髓麻痹。

Ⅱb、Ⅲb、Ⅳb型,分别对应延髓麻痹轻、中、重症,都可有较轻的四肢、躯干无力。

Ⅴ型为重症肌无力危象。

第二节 重症肌无力实验室诊断

一、疲劳试验

疲劳试验是协助判断重症肌无力(MG)的一项重要检查。其操作方法是使受累肌群进行重复活动后,可观察到相关肌群肌力逐渐下降,临床表现为症状加重。

（一）各组不同肌群的疲劳试验

1. 眼肌疲劳试验

让患者双眼持续(1分钟内)向上看,若患者眼睑下垂逐渐加重,则判定为疲劳试验阳性。

2. 上肢疲劳试验

上肢疲劳试验主要有 2 种:①直臂上抬试验,即直臂持续（1分钟内）上抬,若患者逐渐出现上臂与肩部存在夹角,或是出现屈肘,则判定为疲劳试验阳性。②平抬立掌试验,即手臂伸直与身体呈直角,立掌呈 $90°$,上下活动手腕,至少重复 10 次,若立掌角度下降或出现手指分指、屈曲,则判定为疲劳试验阳性。

3．下肢疲劳试验

下肢疲劳试验主要有 2 种:①抬腿试验,即患者平卧位,单侧下肢抬起 45°,并维持 100 秒,若抬腿角度逐渐下降,则判定为疲劳试验阳性。②直立下蹲试验,即患者重复直立下蹲动作至少 10 次,若出现抬臀动作,则判定为疲劳试验阳性。

4．朗读试验

让患者朗读一段文章,若患者逐渐出现言语含糊或鼻音,则判定为疲劳试验阳性。

5．饮水试验

让患者大口、连续饮水至少 200ml,若患者不能完成,或出现呛咳、鼻溢、唇溢,则判定为疲劳试验阳性。

(二) 重症肌无力定量评分

疲劳试验检查可参照重症肌无力定量评分(quantitative myasthenia gravis score,QMGS),见表 1-1。

表 1-1　QMGS 项目及评分标准

检查项目		评分标准			
		正常 0 分	轻度 1 分	中度 2 分	重度 3 分
左右侧视出现复视(s)		≥61	11～60	1～10	自发
上视出现眼睑下垂(s)		≥61	11～60	1～10	自发
眼睑闭合		正常	闭合时可抵抗部分阻力	闭合时不能抵抗阻力	不能闭合
吞咽 100mL 水		正常	轻度呛咳	严重呛咳或鼻腔反流	不能完成
数数 1～50(观察构音障碍)		无构音障碍	30～49	10～29	0～9
坐位右上肢抬起 90°时间(秒)		240	90～239	10～89	0～9
坐位左上肢抬起 90°时间(秒)		240	90～239	0～89	0～9
肺活量占预计值(%)		≥80	65～79	50～64	<50
右手握力(kg)	男	≥45	15～44	5～14	0～4
	女	≥30	10～29	5～9	0～4

（续表）

检查项目		评分标准			
		正常 0 分	轻度 1 分	中度 2 分	重度 3 分
左手握力（kg）	男	≥35	15～34	5～14	0～4
	女	≥25	0～24	5～9	0～4
平卧位抬头 45°（秒）		120	30～119	1～29	0
平卧位右下肢抬起 45°（秒）		100	31～99	1～30	0
平卧位左下肢抬起 45°（秒）		100	31～99	1～30	0

二、肌电图

（一）肌电图的定义

肌电图是研究肌肉静息和随意收缩，以及周围神经受刺激时各种电特性的一项检查。狭义肌电图通常指运用常规同芯圆针电极，记录肌肉静息和随意收缩的各种电特性；广义肌电图包括常规肌电图和神经传导检查（nerve conduction study，NCS）、重复神经刺激（repetitive nerve stimulation，RNS）、F 波、H 反射、瞬目反射（blink reflex）、单纤维肌电图（single-fiber electromyography，SFEMG）、运动单位计数、巨肌电图等[1]。

（二）肌电图检查的适应证

（1）前角细胞及其以下病变的诊断和鉴别诊断，其中包括前角细胞、神经根、神经丛、周围神经、神经肌肉接点（neuromuscular junction，NMJ）和肌肉等。

（2）对于部分患者，肌电图可帮助选择肌内注射肉毒毒素的部位。

（三）肌电图检查的注意事项

（1）不要将刺激电极放置于心脏相关区域，为减少通过躯体的泄漏电流，各电极、电线应当放置于肢体的同一侧。

（2）对存在意识障碍或感觉障碍的患者行肌电图检查。需特别注意，避免意外损伤。

（3）在进行肌电图操作时，不要将其他连接电源的设备接触到患者，也不要让患者接触到肌电图机器的外壳或面板。

（4）在对有出血性倾向的患者行肌电图检查前，要仔细评估利弊。若血小板＜50 000/mm³,或者凝血酶原的国际标准化比值为 1.5～2.0,采用针电极检查时,会导致出血风险的增加。若一定要行肌电图检查,则建议先检查位置表浅的小肌肉,并在整个过程中注意观察患者的出血情况。而对于血友病,或是有其他遗传性凝血功能障碍的患者,应当避免进行肌电图检查。

(5)已安装心脏起搏器的患者,不能进行神经传导检查。对于体内植入心律转复设备、除颤器的患者,建议先咨询心脏专科的医生;若有必要行肌电图检查,建议刺激器要远离植入设备 15cm 以上,同时需接好地线,且注意刺激电流的时限不可超过 0.2ms。

(6)颈棘旁肌、膈肌、肋间神经等部位的肌电图检查,需严格规范操作,避免导致气胸。

(7)对于一些传染性疾病[如获得性免疫缺陷综合征(acquired immunodeficiency syndrome,AIDS)、乙型病毒性肝炎等]患者,建议尽量使用一次性电极;若只能使用非一次性电极,建议一定要按照要求进行消毒处理。同时,检查人员在为这些患者进行检查时,注意自身防护。

(四)肌电图检查的临床意义

肌电图检查的目的是确定沿着周围神经系统走行是否存在问题,确定病变部位,根据病变的定位做出相关诊断。

(1)可协助发现前角细胞及其以下病变或易被忽略的病变。例如,运动神经元病(motor neuron disease,MND)的早期诊断、肥胖儿童深部肌肉萎缩的检测等。若病变部位为运动神经细胞体(脊髓前角细胞)可提示肌萎缩侧索硬化(amyotrophic lateral sclerosis,ALS)。

(2)对于神经源性损害、神经肌肉接头病变、肌源性损害,肌电图可以诊断和鉴别诊断这三类疾病。例如,病变部位在轴索可能是中毒性神经病;病变部位在髓鞘可能是吉兰-巴雷综合征(Guillain-Barré syndrome,GBS);病变部位在神经肌肉接点可能是重症肌无力;病变部位在肌肉可能是肌营养不良等。

(3)可以对神经病变节段进行定位诊断。例如,下肢 H 反射异常提示可能是神经根病变,肱二头肌和三角肌神经源性损害往往提示可能与 C5/C6 神经根受累有关;若病变部位为神经根则提示可能为颈部或腰部神经根病。

(4)可以了解病变的程度和病变的分布。

（五）重复神经刺激测定

重复神经刺激指超强重复刺激神经干后在相应肌肉记录复合肌肉动作电位，是检测神经肌肉接点功能的重要手段。重复神经刺激可根据刺激的频率分为低频（≤5Hz）重复神经刺激和高频（10～30Hz）重复神经刺激。

1. 肌电图检查电极的放置方法

刺激电极置于神经干，记录电极置于该神经所支配的肌肉，地线置于两者之间。超强重复刺激周围神经后，在相应的肌肉上记录复合肌肉动作电位（compound muscle action potential，CMAP）。

2. 神经和肌肉的选择

（1）面神经：刺激部位为耳前，记录部位为眼轮匝肌。

（2）腋神经：刺激部位为 Erb 点*，记录部位为三角肌。

（3）尺神经：刺激部位为腕部，记录部位为小指展肌。

（4）副神经：刺激部位为胸锁乳突肌后缘，记录部位为斜方肌。

3. 刺激频率

低频重复神经刺激，刺激频率≤5Hz，持续时间 3s；高频重复神经刺激，频率≥10Hz，持续时间 3～20s。可用易化的方法取代高频重复神经刺激。

4. 正常值及异常判断标准

（1）低频重复神经刺激：在记录的稳定动作电位序列中，计算第 4 或第 5 波与第 1 波波幅比值（大多数仪器可自动测算）。波幅下降 10%～15%以上为低频波幅递减。

（2）高频重复神经刺激：在记录的稳定动作电位序列中，计算最末和起始波波幅下降和升高的百分比（大多数仪器可自动测算）。波幅下降 30%以上称为高频重复神经刺激递减；波幅升高＞100%称为高频重复神经刺激递增[1]。

（六）肌电图运用于重症肌无力的诊断

肌电图中的低频重复神经刺激是通过电生理的方法来辅助诊断重症肌无力的方法之一[2]。

1. 重复神经刺激

在重复神经刺激检查中，采用低频（3～5Hz）重复电刺激神经干，在相应肌

---

* Erb 点：指锁骨上窝处锁骨中点向上 1cm。

肉记录复合肌肉动作电位(CAMP)。常规检测的神经包括面神经、副神经、腋神经和尺神经,持续时间为 3s,结果以第 4 或第 5 波与第 1 波的波幅比值进行判断,波幅衰减 10% 以上为阳性,称为波幅递减。部分患者第 4 波后波幅不再降低和回升,形成"U"型字样改变。其机制是通过低频重复神经刺激后,使重症肌无力患者的神经肌肉接点处乙酰胆碱(acetylcholine,ACh)贮备耗竭,从而降低 ACh 与突触后膜有限乙酰胆碱受体(acetylcholine receptor,AChR)竞争性结合的效率。

在进行肌电图检查前需注意:服用乙酰胆碱酯酶抑制剂(acetylcholinesterase inhibitor,AChEI)的患者需停药 12～18 小时后进行检查,但需充分考虑病情。与突触前膜病变鉴别时需要进行高频(30～50Hz)重复神经刺激或者大力收缩后 10s 观察复合肌肉动作电位波幅变化,递增 100% 以上为异常,称为波幅递增。

重症肌无力患者不同肌群在低频重复神经刺激下的阳性率是不同的。对于眼肌型重症肌无力患者,低频重复神经刺激的敏感性不如全身型及延髓型重症肌无力患者;而对于全身型重症肌无力患者,相对来说低频重复神经刺激对于近端肌肉的肌群累及敏感性较高。

2. 单纤维肌电图

单纤维肌电图以点电生理检测为基础,弥补传统肌电图检查方式的缺陷。其原理是测量已经被触发的肌纤维动作电位、邻近肌纤维时间间隔,并观察肌肉自主收缩状况,如此为重症肌无力的诊断提供有利参考。

使用特殊的单纤维针电极测量同一神经肌纤维电位间的间隔是否延长来反映神经肌肉接点处的功能,通过测定"颤抖"(jitter)研究神经-肌肉传递功能。"颤抖"一般为 15～35μs,超过 55μs 为"颤抖增宽"。一块肌肉记录 20 个"颤抖"中有 2 个或 2 个以上＞55μs 则为异常;若检测过程中出现阻滞(block)也判定为异常。

单纤维肌电图诊断重症肌无力有比较高的敏感性,分析原因主要是单纤维肌电图的技术优势涵盖以下几方面:①眼外肌组织在形态与电生理特征上较骨骼肌的变化大,多数眼外肌是由单神经进行支配。此外,还有收缩速度快、疲劳耐受能力强的良好特征。②通常情况下,动眼神经可对眼外肌进行持续、高频刺激,这可引起肌收缩无力,表现出肌肉复合电位波幅降低,因此对症状不典型的重症肌无力具有比较好的诊断效能[3]。

单纤维肌电图是非常规的检测手段,但敏感性高。用单纤维肌电图检查面肌和四肢肌,其敏感度可高达97%。单纤维肌电图不受AChEI影响,主要用于眼肌型重症肌无力(ocular myasthenia gravis,OMG)或临床怀疑重症肌无力但重复神经刺激未见异常的患者。如果有经验的操作者用单纤维肌电图检查无力的肌肉没有阳性发现,那么基本可以排除重症肌无力的诊断。但需注意的是,单纤维肌电图虽然敏感性高,但特异性不足,必须结合临床病史和体格检查方能予以诊断。

三、重症肌无力相关抗体

(一)神经肌肉接点的结构及功能

神经肌肉接头由突触前膜(突入肌纤维的神经末梢)、突触后膜(肌膜的终板)和突触间隙构成。神经末梢无髓鞘包绕,分成细支,终端呈杵状膨大,通过"胞纳作用"摄取细胞外液的胆碱,然后合成ACh,进入突触囊泡(vesicle)贮存。囊泡直径约45nm,每个囊泡中约含1万个ACh分子。突触后膜即肌膜的终板含有许多皱褶,AChR就分布于这些皱褶的嵴上。突触间隙非常狭小,约为50nm,其间充满细胞外液,内含AChE可以降解ACh。

神经肌肉接点的传递过程是电学和化学传递相结合的复杂过程,当电冲动从神经轴突传到神经末梢,电压门控钙通道开放,钙离子内流使突触囊泡与突触前膜融合,囊泡中的ACh以量子形式释放进入突触间隙。ACh的这种释放遵从全或无的定律,每次大约10^7个ACh分子进入突触间隙。其中1/3的ACh分子弥漫到突触后膜,通过与AChR的结合,促使阳离子通道开放,引起细胞膜钾、钠离子通透性改变,Na^+内流,K^+外溢,导致肌膜去极化产生终板电位,并通过横管系统扩散至整个肌纤维全长及肌纤维内部,最终引起肌纤维收缩。另1/3的ACh分子在到达AChR前被突触间隙中的胆碱酯酶水解灭活,生成乙酸和胆碱,后者可被突触前膜摄取,重新合成ACh。其余1/3的ACh分子释放后即被突触前膜重新摄取,准备另一次释放[4]。

(二)重症肌无力发病机制

重症肌无力的发病机制主要分为4个部分:第1~3部分主要针对的是乙酰胆碱受体抗体(AChR-Ab)的作用机制;第4部分针对的是肌肉特异性酪氨酸激酶抗体(MuSK-Ab)的作用机制。

1. AChR-Ab 作用机制

（1）AChR-Ab：AChR 是神经肌肉接点突触后膜上的跨膜糖蛋白，AChR 的 5 个亚基中间形成离子通道。突触前膜合成并以量子的形式释放 ACh，与突触后膜上的 AChR 结合，使离子通道开放 Na^+ 内流、K^+ 外流，肌膜去极化产生微小终板电位（miniature end-plate potential，mEPP），mEPP 逐渐累积产生终板电位（end-plate potential，EPP），当 EPP 峰值达到阈值时诱发肌纤维产生动作电位，引起肌纤维收缩[5]。

（2）AChR-Ab 作用机制

第一部分（补体激活）：通过补体介导所产生的攻膜复合物（membrane attack complex，MAC）附着在突触后膜上，最终导致细胞膜溶解、突触后结构被破坏。在重症肌无力患者的终板微观结构上，可以看到皱褶明显减少，皱褶上的 AChR 也有明显减少。

第二部分（抗原调节）：IgG 有两条链，两端分别可以结合一个抗原，这个二价结构可以把突触后膜上的两个 AChR 进行交联（抗原交联），交联后发生内吞，内吞后发生降解，加速突触后膜 AChR 内化和破坏，从而导致突触后膜上 AChR 数量的减少。

第三部分（抗体阻断）：部分抗体直接阻断 ACh 结合位点，破坏传导通路。即 AChR-Ab 与 AChR 相结合，使正常分泌的 ACh 无法与原来的受体相结合，从而阻断了原有的电化学传递过程。

2. MuSK-Ab 作用机制

（1）MuSK-Ab：MuSK 属于受体酪氨酸激酶的一类，既是受体，又是酶，位于神经肌肉接点突出后膜，是 agrin 蛋白受体一部分，也属于跨膜蛋白一种类型，促进神经肌肉接点上 AChR 蛋白的聚集和信号传递。当运动神经元释放 agrin 激活等信号分子与 MuSK 细胞外结构域结合在膜上形成二聚体，激活蛋白激酶功能使尾部的酪氨酸残基磷酸化，形成信号复合物，磷酸化的酪氨酸成为细胞内信号蛋白结合位点，通过不同信号转导途径，扩大信息，激活骨骼肌细胞内一系列的生化反应，即发生信号传递过程[6]。MuSK Ig1 结构域与低密度脂蛋白受体相关蛋白 4（low density lipoprotein related protein，LRP4）结合，agrin 从神经末梢释放后与 LRP4 结合，agrin 与 LRP4 的结合也能促进 MuSK-LRP4 作用。Agrin-LPR4 复合物与 MuSK 的相互作用引发了 MuSK 的磷酸化和活化，激活的 MuSK 促进突触后膜 AChR 的簇集,维持突触后膜的结构及功能。此外,MuSK 还可通过 AChE-ColQ 复合物实现 AChE 在突触后膜的锚定。

(2)MuSK-Ab 作用机制

1)IgG4 型 MuSK-Ab:对于 MuSK-Ab 来说,它是一个具有 IgG4 为主免疫特性的抗体,与 IgG1、IgG2、IgG3 有明显不同。

免疫球蛋白由两条轻链和两条重链构成,轻链包括了 V(可变区)和 C(恒定区)。轻链的可变区和恒定区一同组成了 FAB 片段,可以结合抗原。重链的两个恒定区构成了 Fc 段。Fab 与 Fc 段间有铰链结构。

IgG4 与 IgG1、IgG2、IgG3 的区别,一方面因 228 位点的色氨酸变为脯氨酸之后,导致二硫键的连接变为链内连接。另外,在第 3 个恒定区中,409 位点精氨酸的改变会导致重链之间的非共价相互作用减少。由于这些变化,半分子之间的连接变得疏松,容易断开。另一方面,在第 2 个恒定区 331 位点脯氨酸的氨基酸改变之后,阻断了补体与它的结合,从而由补体介导产生的膜攻击复合物这条通路被阻断。

由于 IgG4 与 IgG1、IgG2、IgG3 之间,有 3 个位点的氨基酸不同,故这个机制产生的主要原因,是它的两个二硫键及下端非共价相互作用的减少,导致轻链、重链容易分开,且与另外与 IgG4 相关的自身免疫疾病有相同机制的一些抗原的半分子进行结合,形成新的 IgG 复合物。这种复合物具有双特异性,即每一条的轻链和重链针对的抗原是不一样的,但对于这一个抗原来说,它是单价的,因此无法形成两个抗原的铰链和内吞作用。

与 IgG4 相关的自身免疫疾病的机制主要是与某个蛋白结合,对蛋白起抑制作用,或是通过竞争性的结合作用,阻止该蛋白与其他蛋白相结合。目前研究认为,MuSK-Ab 不直接激活补体,也不参与抗原调节,而是通过作用于 MuSK 与 LRP4、ColQ 等蛋白的结合位点(MuSK Ig1、CRD 结构域),抑制了 MuSK 激活,阻断 agrin-LRP4-MuSK 信号传递,使突触后膜 AChR 密度减低,神经肌肉接点处传导减少致骨骼肌无力和易疲劳[7]。

针对 MuSK-Ab,它既没有办法形成两个 AChR 的铰链、内吞,也没有办法通过补体介导这条通路形成膜攻击复合物。因此,它的主要机制就是改变空间构象,阻断相关蛋白联结。

一方面,在神经肌肉接点处,LRP4 可与 MuSK 相结合,激活 MuSK 内的膜下激酶,这条被激活的通路可以激活 AChR 在突触后膜顶端皱褶处高浓度的聚集。

当 MuSK-Ab 介入之后,它阻断 LRP4 与 MuSK 相结合,使 MuSK 内的膜下激酶不再被兴奋,从而聚集 AChR 的通路被阻断,直接使 AChR 簇的数量减少。

另一方面,在突触间隙中的 ColQ,其 N 端连接的是 ACh,其 C 端与 MuSK 相连。MuSK-Ab 可阻断 MuSK 与 ColQ 之间的连接,导致 AChR 簇的消散增加,聚集减少。

2)IgG1、IgG2、IgG3 型 MuSK-Ab:在重症肌无力 MuSK-Ab 阳性的患者中,除了有 IgG4 型的患者外,也有 IgG1、IgG2、IgG3 型的患者,存在着这种二价单特异抗体。因此,它同样可以有激活补体的通路,形成 MuSK-Ab 的交联和内吞,破坏 AChR 的聚集。另外有一种机制,称为异位 AChR 簇形成和募集,位于终板外侧区域内,两个 MuSK-Ab 连接在一起,使 AChR 聚集区域由终板内侧转移到了终板外侧区域,即异位聚集,导致终板内区域 AChR 数量明显减少。

3. 抗低密度脂蛋白受体相关蛋白 4 抗体作用机制

(1)低密度脂蛋白受体相关蛋白 4(LRP4):LRP4 是一种跨膜蛋白,其胞外结构域较大,包含 9 个低密度脂蛋白(low density lipoprotein,LDL)的结构域、2 个表皮生长因子(epidermal growth factor,EGF)样结构域和 4 个 β-螺旋结构域。胞内结构域较小。LRP4 第 1 个 β-螺旋结构域与 agrin 结合,第 3 个 β-螺旋结构域与 MuSK 第 1 个 Ig 结构域结合,第 3 个 β-螺旋结构域的边缘部分调节 MuSK 信号及中心部分调节 Wnt 信号。LRP4 与 agrin、MuSK 形成六分子复合物在神经肌肉接点传递信号[7]。

(2)低密度脂蛋白受体相关蛋白 4 抗体(LRP4-Ab)作用机制:LRP4-Ab 参与重症肌无力的可能机制现阶段研究主要考虑以下几个方面。其一,LRP4-Ab 通过直接与位点相作用或者间接作用于远端位点改变细胞外的结构域,进而干扰 MuSK-LRP4、agrin-LRP 的相互作用。其二,LRP4-Ab 也可能通过交联,诱导 LRP4 内化,细胞表面的 LRP4 减少。其三,LRP4-Ab 也可能通过补体激活损伤神经肌肉接点[7]。

4. 抗连接素抗体

连接素(Titin)是一种位于骨骼肌和心肌肌小节内的丝状肌肉蛋白,大小为 3 000~4 200kDa,是分子量最大的肌肉蛋白。但抗连接素抗体(titin-Ab)特异性作用于连接素 30kDa 区域,约占连接素大小的 1%(即 MGT30),MGT30 靠近肌小节 A/I 带交界处,是连接素主要的免疫原区[8]。连接素对骨骼肌收缩起着关键作用,Titin-Ab 可能是通过表位扩展与胞内抗原反应,影响肌肉收缩。在早发型重症肌无力(early-onset myasthenia gravis,EOMG)患者中,Titin-Ab 对提示胸腺瘤的意义较大。

5. 兰尼碱受体抗体

兰尼碱受体(ryanodine receptor,RyR)是骨骼肌和心肌肌浆网上的 Ca^{2+} 通道,RyR 的 4 种同源性亚基中间形成一通道。RyR 通过介导 Ca^{2+} 从肌膜释放到细胞质参与兴奋-收缩耦联机制,肌膜去极化时通道开放,Ca^{2+} 从肌膜进入细胞质,激活肌浆中的收缩蛋白、引起肌肉收缩。

RyR 有两种分型,其中 RyR1 型与骨骼肌相关,RyR2 型与心肌相关。兰尼碱受体抗体(RyR-Ab)能与两种分型交叉反应。关于 RyR-Ab 病理机制,目前认为 RyR-Ab 作用于 RyR,阻止兰尼碱(ryanodine)和 RyR 的结合,离子通道开放受阻,Ca^{2+} 释放受限。研究发现 RyR-Ab 可引起 RyR 功能变构抑制。通过动物实验发现 RyR-Ab 在体内直接与 RyR 结合是肌无力的致病因素[9]。

6. 重症肌无力相关抗体的发病率及特点

(1)AChR-Ab:有 87%～100% 的全身型重症肌无力患者可测到针对 AChR-Ab,而眼肌型重症肌无力仅有 39%～71% 的抗体阳性。从特异性来看,AChR-Ab 诊断重症肌无力的特异性可高达 95%～100%,但在无症状胸腺瘤和其他自身免疫患者中有时可出现假阳性的报道。由此可见,在具有典型重症肌无力症状的患者中,一旦 AChR-Ab 阳性即可确诊。需注意的是,有 10%～13% 的全身型重症肌无力患者血清中检测不到任何抗体。所以,AChR-Ab 检测结果为阴性时不能排除重症肌无力诊断。

(2)MuSK-Ab:在 AChR-Ab 阴性的重症肌无力患者中,约有 1/3 的患者会出现 MuSK-Ab 阳性。MuSK-Ab 阳性患者的临床症状往往更重,易累及延髓肌(包括面肌),也易发生重症肌无力危象,通常不伴有胸腺方面的问题,且以女性患者为主。

(3)LRP4-Ab:在 1%～5% 的重症肌无力及 7%～33% 的 AChR-Ab、MuSK-Ab 阴性重症肌无力患者可检测出 LRP4-Ab。这类患者往往临床症状表现较轻,很少同时合并其他重症肌无力相关抗体阳性。

(4)连接素、RyR-Ab:绝大多数胸腺瘤相关重症肌无力可检测出 AChR-Ab。除此之外,多合并 Titin-Ab、RyR-Ab 阳性。

四、新斯的明试验

新斯的明是一种可在床旁给予的短效 AChEI。使用方法:成人肌内注射 1mg,儿童可按体重 0.02～0.04mg/kg 注射,最大用药剂量不超 1mg[2]。若受累肌肉在注射后(通常为 20～30min,最多不超过 60min)出现肌力明显改善,则判定为新斯的明试验阳性。另外,可同时可予以阿托品 0.5mg 肌内注射,以对抗新斯的明的毒蕈碱样反应。该反应的主要表现:瞳孔缩小、心动过缓、流涎、多汗、腹痛、腹泻、呕吐等。

第三节　重症肌无力合并胸腺病变的影像学表现

一、正常胸腺的 CT 表现

10 岁以下儿童:胸腺呈四方形或梯形,密度均匀一致,与胸壁肌肉相近或稍高。侧缘常隆起,偶呈平直或凹陷。2～3 岁以内幼儿胸腺肥大甚为常见,呈船帆样(图 1-1)。

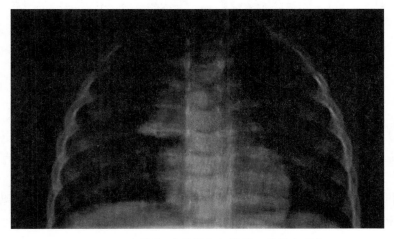

图 1-1　3 岁幼儿,胸腺呈船帆样是正常的表现*

---

* 该章节中所有影像图片由上海市中西医结合医院影像科科主任舒政提供。

10～20 岁：胸腺不断增大，呈三角形（或箭头样），左右叶之间无分界或呈双叶形，密度仍均匀一致，CT 值与胸壁肌肉相近或稍高。

21～30 岁：胸腺仍保持三角形状，边缘清晰，但逐渐开始萎缩、退化，部分腺体由脂肪组织替代，CT 值略小于肌肉组织，侧缘平直或凹陷。应该注意的是，此期如轮廓隆起，应疑有胸腺瘤或胸腺增生。

31～40 岁：胸腺组织大部分被脂肪组织替代，CT 值明显下降。此期脂肪替代过程速度最快。

41～60 岁：50%以上患者胸腺几乎完全被脂肪所替代，但仍维持正常胸腺的形态和大小，CT 呈脂肪密度，部分残留组织呈条索状或小结节，直径不超过7mm（图 1-2）。

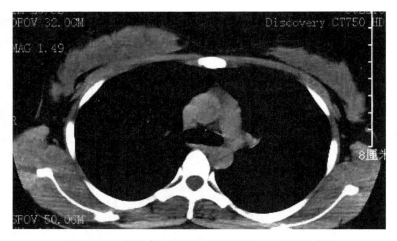

图 1-2　41 岁患者，胸腺呈三角形结构，亦为正常表现

61 岁以上：胸腺组织完全萎缩，并被脂肪取代，体积明显缩小。

二、重症肌无力合并胸腺增生的 CT 表现

重症肌无力合并胸腺增生的 CT 诊断标准可参考 Baron RL 标准[10]（图 1-3），未超过该标准者，CT 诊断为胸腺正常。

（1）<20 岁患者胸腺左叶或右叶厚度>18mm。

（2）≥20 岁患者胸腺左叶或右叶厚度>13mm。

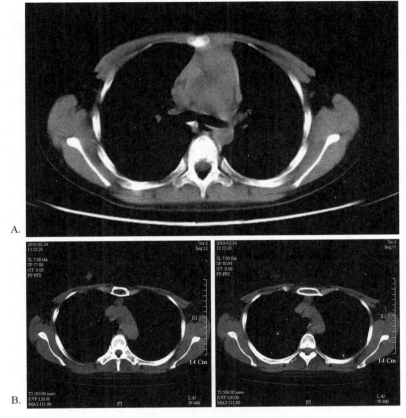

图 1-3　重症肌无力合并胸腺增生的 CT 表现

A. 男,23 岁,重症肌无力病史 7 年。CT 显示左、右叶胸腺均增大,厚度分别为 22mm 和 15mm。左、右叶胸腺厚度均增大,厚度>13mm,考虑为胸腺增生。B. 女,49 岁,纵隔中仍存在软组织影,有结节感,内部有部分已被脂肪浸润,故考虑为胸腺增生

三、重症肌无力合并胸腺瘤的 CT 表现

重症肌无力合并胸腺瘤占重症肌无力患者的 10%～15%,属于副肿瘤综合征,任何年龄均可发病,相对发病高峰在 50 岁左右。目前在影像学方面,CT 诊断在确诊胸腺瘤方面起着主导作用。

(一) 重症肌无力合并胸腺瘤的特点和大致病理分型

胸腺瘤为前纵隔最常见的肿瘤,好发于 40～50 岁年龄组,肿瘤呈类圆形,可伴有分叶,瘤灶多位于前纵隔中部,偏于一侧。在增强 CT 上,肿瘤呈近似均匀性强化,后期可出现囊变、坏死。恶性胸腺瘤边缘多部规则,可侵及胸膜,也

可累及心包、胸骨等。

2004 年,世界卫生组织(World Health Organization,WHO)对胸腺瘤的组织学进行分型,具体如下。

A 型胸腺瘤:髓质型或梭形细胞胸腺瘤。

AB 型胸腺瘤:上皮细胞、淋巴细胞混合型胸腺瘤。

B 型胸腺瘤:被分为 3 个亚型。B1 型胸腺瘤,即富含淋巴细胞的胸腺瘤、淋巴细胞型胸腺瘤、皮质为主型胸腺瘤或类器官胸腺瘤;B2 型胸腺瘤,即皮质型胸腺瘤;B3 型胸腺瘤,即上皮型、非典型、类鳞状上皮胸腺瘤或分化好的胸腺癌。

C 型胸腺瘤:胸腺癌。组织学上此型比其他类型的胸腺瘤更具有恶性特征。

(二)重症肌无力合并胸腺瘤的 CT 表现

1. 重症肌无力合并 A 型胸腺瘤的 CT 表现特点(图 1-4)

(1)边缘清晰,无分叶,肿瘤贴近纵隔面可出现类似铸型生长。

(2)密度均匀,少数可发生囊变。

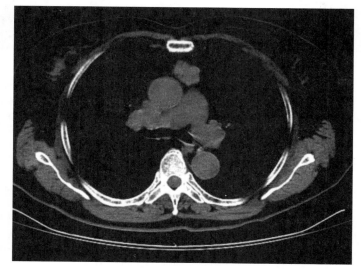

图 1-4　重症肌无力合并 A 型胸腺瘤的 CT 表现

女,42 岁,重症肌无力病史 3 年半,前纵隔见一软组织结节,大小约 22mm×25mm,密度均匀,形态稍不规则,与大血管间脂肪间隙清晰。结节位于纵隔偏左,结节较光整,与大血管之间的脂肪间隙非常清晰

（3）包膜钙化常见。

（4）体积常较其他类型胸腺瘤小（体积巨大的可除外 A 型胸腺瘤）。

2. 重症肌无力合并 AB 型胸腺瘤的 CT 表现特点（图 1-5）

（1）边缘清晰，实质内出现钙化，提示至少为 AB 型胸腺瘤。

（2）低密度纤维分隔最常见。

（3）很少发生大范围的囊变。

（4）有明显的分隔。

（5）不伴有胸膜种植结节及胸腔积液。

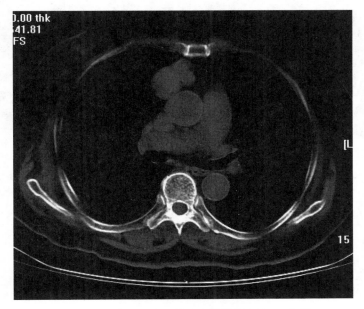

图 1-5　重症肌无力合并 AB 型胸腺瘤的 CT 表现

男,51 岁,重症肌无力病史 5 年,胸腺瘤大小约 26mm×40mm,紧贴升主动脉根部,脂肪线存在,密度均匀,可见分叶。纵隔中的结节紧贴升主动脉根部生长,边缘光整,脂肪线存在,密度比较均匀,同时可见分叶

3. 重症肌无力合并 B1 型胸腺瘤的 CT 表现特点（图 1-6）

（1）边缘分叶常见。

（2）可侵犯纵隔脂肪,可见罕见胸膜种植结节。

（3）缺乏明显分隔,可伴钙化,无胸腔积液。

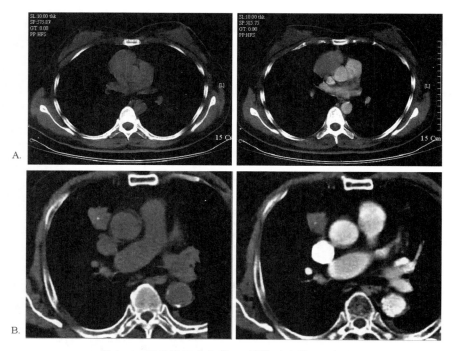

图 1-6　重症肌无力合并 B1 型胸腺瘤的 CT 表现

A. 女,33 岁,B1 型胸腺瘤,肿块与纵隔之间的分界线模糊。B. 男,80 岁,B1 型胸腺瘤,钙化,分叶,少量胸腔积液肿块存在囊变,与前纵隔组织的分界不清,有一定的侵袭性表现,肿块存在分隔

4.重症肌无力合并 B2 型胸腺瘤的 CT 表现特点(图 1-7)

(1)边缘几乎均可见分叶。

(2)病变内几乎不见明显分隔,但 MRI 有时可见到。

(3)可见较大范围囊变及低密度区。

(4)易出现纵隔胸膜蔓延及胸膜转移。

(5)可见胸腔积液。

5.重症肌无力合并 B3 型胸腺瘤的 CT 表现特点(图 1-8)

(1)易出现纵隔蔓延及胸膜转移。

(2)心包内侵犯。

(3)远处转移罕见,常伴有胸腔积液。

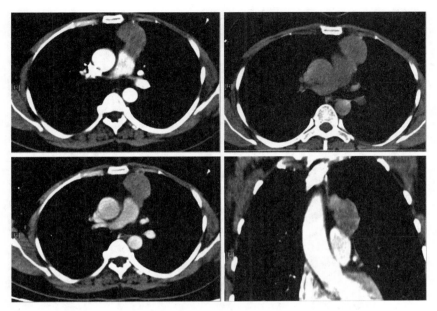

图 1-7　重症肌无力合并 B2 型胸腺瘤的 CT 表现

女,46 岁,因"口周麻木 2 周,言语含糊 1 天"入院。进食干米饭时有吞咽困难,吃饭时间长时吞咽困难明显,偶有饮水呛咳。肿块位于纵隔偏左,与血管分界不清。病理提示为 B2 型胸腺瘤

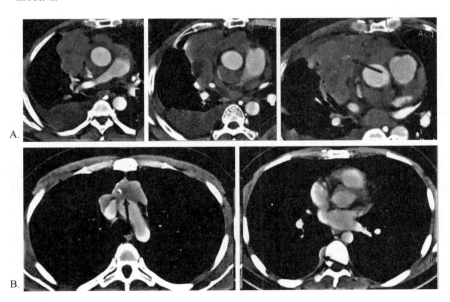

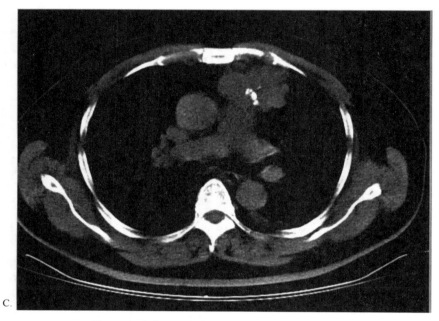

C.

图 1-8　重症肌无力合并 B3 型胸腺瘤的 CT 表现

A. 男，50 岁，B3 型胸腺瘤、重症肌无力患者，微小钙化，胸腔、心包积液。巨大的肿块存在分叶，侵袭至纵隔组织，包绕、侵袭血管，腔静脉被压扁，右侧胸腔积液，肿块实质中有沙粒状钙化，肿块同时还侵犯心包。B. 男，32 岁，B3 型胸腺瘤、重症肌无力患者，肿块存在钙化，椎间盘旁边有胸膜结节，提示胸膜转移，肺里亦有转移。C. 男，54 岁，重症肌无力病史 6 年，前纵隔不规则软组织肿块，大小约 42mm×46mm，多枚点状钙化，分界不清，左侧胸腔积液。考虑B3 型胸腺瘤，纵隔胸膜侵犯。前纵隔有不规则软组织肿块，肿块有分叶状表现，内有多枚点状钙化，肿块与邻近肺动脉主干分界不清，左侧胸腔积液，提示胸膜有侵犯及累及

6. 重症肌无力合并 C 型胸腺瘤（胸腺癌）的 CT 表现特点（图 1-9）

胸腺肿块的周界不清，或具有分叶征象和毛刺征象；胸腺肿块与附近的器官之间界限不清，脂肪层（线）消失变形；胸腺肿块的密度不均匀，可见坏死、出血和囊性变；纵隔内组织器官受压变形，如上腔静脉受压、变形、梗阻；胸膜、心包增厚，出现胸腔、心包积液 80% 的病例肿瘤侵及邻近结构，40% 患者有淋巴结肿大。

（三）重症肌无力合并胸腺瘤的 X 线表现

重症肌无力合并胸腺瘤在 X 线片上表现为在纵隔处有局部突出的软组织肿块（图 1-10）。

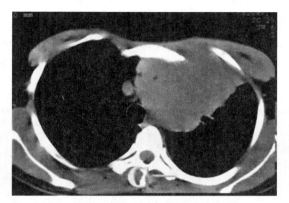

图 1-9　重症肌无力合并胸腺癌的 CT 表现

巨大肿块与血管分界不清,并侵犯胸壁、胸骨、肋骨

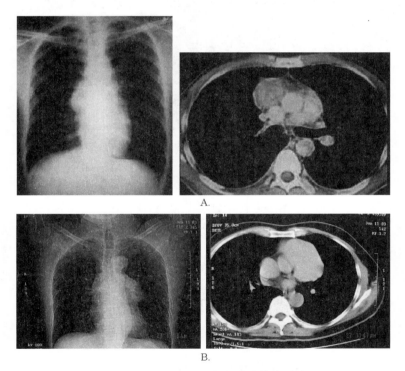

A.

B.

图 1-10　重症肌无力合并胸腺瘤的 X 线表现

　　A. 从 X 线片可以看出,患者左侧心缘光整,无明显突出,右侧纵隔增宽,局部有突出的软组织肿块。完善 CT 检查后发现,纵隔偏右、大血管的前方,有软组织肿块,为典型的胸腺瘤表现。B. 从 X 线片可以看出,患者纵隔偏左有一隆起的软组织肿块,边缘相对光整。完善 CT 检查后发现,肿块与肺动脉之间的分界不清,但肿块内部的密度较为均匀,考虑为轻度侵袭性胸腺瘤

（四）重症肌无力合并胸腺瘤的 MRI 表现

在 MRI 上，重症肌无力合并胸腺瘤表现为血管前肿块，在 T1 加权像上表现为低至中等信号强度，在 T2 加权像上表现为高信号强度；囊性改变或坏死区域表现为 T1 信号强度降低，T2 信号强度升高（图 1-11）。

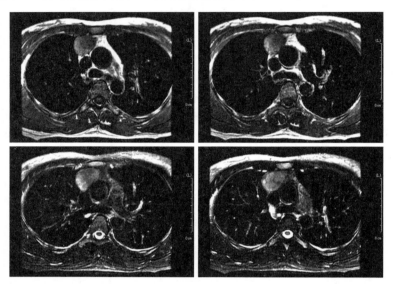

图 1-11　重症肌无力合并胸腺瘤的 MRI 表现

软组织肿块位于前纵隔偏右

若患者存在碘过敏，无法进行增强 CT 检查，那 MRI 不失为一种替代的检查方法。MRI 判断肿块和邻近结构之间的关系比 CT 清晰，因脂肪线可在 MRI 中清楚显示。

第四节　重症肌无力的鉴别诊断

一、与眼肌型重症肌无力的鉴别诊断[11]

1. 眼睑痉挛

眼肌痉挛（blepharospasm，BSP）是一种原因不明，以三叉神经支配区眼睑周围肌肉局灶性肌张力障碍、痉挛性收缩、跳动为特征的神经科及眼科常见病。

发病年龄较大,临床上多表现为不自主的单侧或双侧的眼睑周围肌肉牵拽跳动,不受主观意识支配,重者表现为连续性闭眼或视物障碍,单眼或双眼均可发病,多为一侧,以上眼睑居多,具有病程长、难治愈、易反复的特点,可伴有眼部干燥、刺激感(需排除干燥综合征),可能会出现长时间闭眼,误认为是上睑下垂;强光刺激可加重眼睑痉挛,患者需长期戴墨镜;触摸眼角、咳嗽和说话时眼睑痉挛可得到意外改善。氟哌啶醇、阿立哌唑或者氯硝西泮治疗有效。

流行病学研究显示,眼肌痉挛具有一定比例的遗传倾向,发病人群以中老年人群较常见,接触毒物、头部创伤、精神压力等为最常见的诱因。目前国内外针对眼肌痉挛的治疗有局部注射药物、口服药物、手术治疗、重复经颅磁刺激等治疗手段,尽管可多位点阻滞神经元 ACh 的释放,但由于运动神经末梢的芽生作用,疗效虽明显,却易反复发作,并可出现一系列不良反应,如眼睑局部肿胀、眼睑下垂、眼睑不能完全闭合、过敏,且可进展为梅热综合征(Meige syndrome),甚至发生功能盲[12]。

2. 米勒-费希尔综合征

米勒-费希尔综合征(Miller-Fisher syndrome,MFS)属于吉兰-巴雷综合征变异型,表现为急性眼外肌麻痹、共济失调和腱反射消失,但一般不伴有无力,也可表现为单纯的眼外肌麻痹型,易误诊为重症肌无力;肌电图检查示神经传导速度减慢,脑脊液检查可见蛋白-细胞分离现象,部分患者血清可检测出抗 GQ1b-Ab 或 GT1a-Ab。一部分米勒-费希尔综合征患者可转变为典型的吉兰-巴雷综合征。

3. 慢性进行性眼外肌麻痹或卡恩斯-塞尔综合征

慢性进行性眼外肌麻痹(chronic progressive external ophthalmoplegia,CPEO)属于线粒体脑肌病,表现为双侧进展性无波动性眼睑下垂、眼外肌麻痹,在儿童或青少年中多见。口咽部肌肉、面肌、颈屈肌和四肢肌无力也常常与眼外肌线粒体肌病相关。呼吸肌无力可在一些患者中出现。进行性眼外肌麻痹(progressive external ophthal moplegia,PEO)的诊断需要家族史。半数 PEO 患者是由于 mtDNA 单一缺失所致,一般为散发。另外,母系遗传的 mtDNA 突变、常染色体显性遗传或隐性遗传的核基因突变,都可以导致 PEO。

若同时合并视网膜色素变性、小脑萎缩及心脏传导阻滞,即卡恩斯-塞尔综合征(Kearns-Sayre syndrome,KSS)。KSS 还可包括耳聋、口咽肌、面肌、四肢肌无力,认知损害,生长激素缺乏及糖尿病。脑脊液中继发的叶酸缺乏也可见于 KSS。心肌病和肾小管酸中毒在 KSS 中偶有发生,一旦出现可能很严重。KSS 一般为散发,大多数病例是由于 mtDNA 单一片段缺失所致,有症状的女性能把突变传给孩子。在诊断中,常始于常规血液检查,包括完整的血细胞计数、血清电解质、肝功能检查、血尿素氮、肌酐、乳酸和丙酮酸,这些检查或许会发现肝肾功能的异常。静息乳酸、丙酮酸升高比较常见,这些指标在中等强度运动后可能会急剧升高。在诊断 KSS 的过程中心电图和超声心动图检查必须做,用以筛查心脏传导阻滞和心肌病。肌电图检查示肌源性损害,少数患者可伴有周围神经传导速度减慢。血中乳酸轻度增高时,肌肉活检和基因检查有助于确诊。

4. 眼咽型肌营养不良

该病为常染色体显性遗传,存在家族史。临床表现为老年起病的无波动性对称性眼睑下垂,斜视明显,但无复视,逐渐出现吞咽困难、构音障碍。

一般而言,患者可在 40～50 岁出现眼睑下垂症状,为代偿眼睑下垂引起的上部视野受限,患者往往会出现额纹皱缩、眉弓上抬的表情,同时保持头部轻度后仰的姿势。在出现眼睑下垂后的几年内,患者可出现吞咽困难。与吞咽液体相比,在吞咽固体食物时患者的吞咽异常更为明显。在临床上,吞咽困难可以通过一个简单的床旁饮水试验进行判断:若患者饮用 80ml 冰水所需时间>7秒,则认为饮水试验阳性。在疾病的进展过程中,部分患者可能出现鼻腔反流,如果不进行治疗,吞咽困难引起的窒息、吸入性肺炎、恶病质等是该病患者致残和致死的重要原因。随着病情的进展,患者的症状也可累及其他肌群。患者可出现眼球活动受限,尤其是上视活动。当患者存在眼球活动障碍时,其水平眼球活动受限比垂直眼球活动受限更严重,或反之。由于该病的进展是一个十分缓慢的过程,所以患者一般不会出现复视。最终,2/3 以上的患者可出现肢带肌无力,下肢无力往往会重于上肢。下肢近端受累可出现髋部外展、内收无力及伸髋无力,但还是以屈髋无力最为明显。上肢无力则以三角肌和肱二头肌受累最为明显。在疾病晚期,大部分患者行走时需要借助拐杖或助步器。此外,患者还可出现一些其他的临床症状,如面肌无力、舌肌无力和(或)萎缩、腭肌无力引起的声音嘶哑或鼻音等。

眼咽型肌营养不良可通过简单的基因诊断而确诊。该病是由多聚腺嘌呤结合蛋白核 1 的基因发生突变引起。肌电图检查可既有肌源性损害(运动单位动作电位呈短棘多相波),又有神经性损害(运动单位增宽、多相)的混合性改变,患者大多没有自发电位。血清肌酶多正常或轻度增高。肌肉活检可在患者的活检病理中发现镶边空泡及核内包涵体。前者可通过简单的光镜观察;而后者需要在电镜下才能发现。另外,还可以发现其他肌肉疾病所共有的非特异性改变,如肌纤维萎缩、小角化、Ⅰ型纤维占优势、肌纤维大小不一及核内移增多等。患者的吞咽困难程度可通过食管吞钡试验进行评价,通过该试验可以发现患者存在咽部无力甚至没有收缩运动,同时伴有食管上括约肌痉挛或放松延迟。由此,食物积聚在患者的喉部,有时可引起误吸。为了清空咽部的食物,患者还需要进行反复的吞咽动作。

5. 脑干病变

该病包括脑干缺血性卒中、肿瘤、副肿瘤综合征、韦尼克脑病、视神经脊髓炎谱系疾病、Bickerstaff 脑干脑炎及其他感染性脑炎,均可以急性双睑下垂为首发症状,易与重症肌无力混淆,结合病史、头颅 MRI 检查及特异性抗体检测有助于明确诊断。

6. 眶内占位病变

眶内占位病变如眶内肿瘤、脓肿或炎性假瘤等,可表现为眼外肌麻痹并伴结膜充血、眼球突出、眼睑水肿。眼眶 MRI、CT 或超声检查有助于诊断。

7. 脑神经麻痹(Ⅲ、Ⅳ、Ⅵ)

一侧海绵窦感染、肿瘤、非特异性炎症、颈内动脉海绵窦瘘均可表现为单侧眼睑下垂、眼外肌麻痹伴疼痛,头颅 MRI 及脑脊液检查有助于鉴别诊断。此外,糖尿病也可引起单纯动眼神经或外展神经麻痹。动眼神经中的脑动眼神经核和动眼神经副核,由躯体运动和内脏运动两种纤维组成,进入睫状神经节交换神经元后,支配睫状肌、瞳孔括约肌,参与瞳孔对光反射和调节反射。动眼神经麻痹是指各种疾病原因导致动眼神经及其支配的组织功能丧失,以致出现上睑下垂、眼球外下斜视、眼球转动受限、复视等现象。因此,当动眼神经发生损伤时,提上睑肌、上下直肌、眼内肌、眼外肌等一条或多条神经出现麻痹,引起眼位改变,出现不同程度的上睑下垂、眼球外下斜视、眼球转动受限、复视[13]。

8. 格雷夫斯病

格雷夫斯病(Graves' disease),又称毒性弥漫性甲状腺肿,属于自身免疫性甲状腺疾病,表现为自限性眼外肌无力、眼睑退缩,不伴眼睑下垂。眼眶 CT 或 MRI 检查显示眼外肌肿胀,甲状腺功能亢进或减退,抗甲状腺球蛋白抗体、抗甲状腺微粒体抗体或抗促甲状腺激素受体抗体阳性。

9. 先天性肌无力综合征

先天性肌无力综合征(congenital myasthenic syndromes,CMS)是一组罕见的由编码神经肌肉接点结构及功能蛋白的基因突变所致神经肌肉接点传递障碍的遗传性疾病,依据突变基因编码蛋白在神经肌肉接点的分布,先天性肌无力综合征可分为突触前、突触及突触后突变。先天性肌无力综合征临床表现异质性很大,极易被误诊为抗体阴性的重症肌无力、线粒体肌病等。多在出生时、婴幼儿期出现眼睑下垂、睁眼困难、喂养困难及运动发育迟滞等症状。青春期逐渐出现眼球固定,与重症肌无力在临床及电生理的表现类似,鉴别主要依靠血清学抗体检测及全外显子测序。

二、与全身型重症肌无力的鉴别诊断[11,14]

1. 兰伯特-伊顿肌无力综合征

兰伯特-伊顿肌无力综合征(Lambert-Eaton myasthenic syndrome,LEMS)是一种免疫介导的累及突触前膜电压门控钙通道(voltage-gated calcium channel,VGCC)的疾病。其病理生理是 VGCC 抗体减少 Ca^{2+} 流入突触前膜神经末梢,导致骨骼肌纤维的神经肌肉接点和自主神经突触的 ACh 传递障碍。兰伯特-伊顿肌无力综合征的临床表现主要可归纳为三个主征:步态障碍、腱反射减弱或消失和自主神经功能障碍。

(1)步态障碍:四肢近端对称性无力,以下肢近端受累为主,产生步态障碍。大多数兰伯特-伊顿肌无力综合征患者病初表现为肌无力,随后几乎所有患者均会发展至下肢近端无力,上肢也可受累,但程度相对较轻。因其是神经肌肉接点疾病,故在病程中可反映出波动性和疲劳性肌无力,但是早期出现明显的眼外肌或延髓肌无力在兰伯特-伊顿肌无力综合征中较为罕见。

(2)腱反射减弱或消失:约 90% 的兰伯特-伊顿肌无力综合征患者会出现腱反射减弱或消失,但在肌肉用力收缩后,腱反射可短暂性增加或恢复,其原理应为肌肉用力收缩引发的高频神经去极化作用,突触前膜神经末梢 Ca^{2+} 浓度增加,可引起 ACh 释放增加,从而使 VGCC 抗体的作用被暂时抵消。

(3)自主神经功能障碍:超过 75% 的兰伯特-伊顿肌无力综合征患者最终

会出现自主神经功能症状,其中口干最为常见,其他表现有体位性低血压、便秘或阳痿等。也有患者会出现瞳孔对光反射迟钝、出汗异常等。

(4)其他:50%~60%的兰伯特-伊顿肌无力综合征患者具有潜在的恶性肿瘤,称为副癌性兰伯特-伊顿肌无力综合征,其中90%以上是小细胞肺癌。在非副癌性兰伯特-伊顿肌无力综合征患者中,有30%的患者可合并有其他自身免疫病和器官特异性自身抗体。

兰伯特-伊顿肌无力综合征的电生理三联征包括复合肌肉动作电位(CMAP)波幅降低、低频重复神经刺激衰减>10%、高频重复神经刺激或最大用力收缩后明显递增。运动和感觉神经传导速度正常。血清学检查通常可以检测到VGCC抗体。

2. 运动神经元病

运动神经元病(motor neuron disease,MND)分为大脑的运动神经元变性导致的上运动神经元损害(upper motor neuron,UMN)和脊髓的运动神经元变性导致的下运动神经元损害(lower motor neuron,LMN)。症状以运动功能受累为主,最多合并轻微的认知、感觉、自主神经或括约肌功能障碍。在体格检查中,上运动神经元的体征主要包括肌无力、反射亢进、痉挛状态、痉挛性构音障碍、原始反射重现(吸吮反射、溯源反射、掌颏反射)和假性延髓麻痹;下运动神经元的体征主要包括肌无力、局灶性肌萎缩、肌束颤动和反射减弱。

电生理检查中,运动神经元病患者的肌电图应提示急性和慢性失神经改变;纤颤电位和正尖波均提示急性失神经改变;慢性失神经改变的征象在肌电图上表现为巨大运动单位电位,反映了神经再支配的存在。

运动神经元病中所表现出来的进行性延髓麻痹尤其需要与在血清中可检测到MuSK-Ab的重症肌无力患者(MuSK-MG)相鉴别,两者均以延髓症状为主要表现,但进行性延髓麻痹可出现上运动神经元损害的证据,而MuSK-MG多合并有眼睑下垂、复视等表现。

3. 先天性肌无力综合征

先天性肌无力综合征(congenital myasthenic syndrome,CMS)是以疲劳性肌无力为特征的一组遗传性疾病,通常在婴儿或幼年起病。临床上可表现为肢体远端无力、先天性肌病面容,有阳性家族史或父母近亲。电生理表现多伴有肌源性损害,肌电图2~3Hz刺激可见CMAP波幅递减,在血清学检测中,

AChR-Ab、MuSK-Ab 阴性,基因检测可帮助进一步明确诊断。各类型先天性肌无力综合征的特征性表现见表1-2。

表1-2　各类型先天性肌无力综合征的特征性表现

分类	特点
AChR 亚单位低表达或无效突变	早期固定且治疗困难;胆碱能激动剂治疗有效
慢通道先天性肌无力综合征	显性遗传;重复 CMAP 波幅递减;多数患者的颈肌、腕指伸肌选择性受累;胆碱能激动剂疗效差,甚至使病情恶化;氟西汀治疗有效
终板 AChE 缺乏	重复 CMAP 波幅递减;胆碱能激动剂疗效差,甚至使病情恶化;在部分病例中,瞳孔对光反射延迟;在部分病例中,眼球活动不受影响;麻黄碱或沙丁胺醇治疗可改善病情
终板胆碱乙酰转移酶(ChAT)缺乏	复发性窒息发作,自发或由发热、呕吐或激动诱发;在急性发作间歇期,病情轻重不一或没有肌无力症状;以 10Hz 轻度强直刺激 5 分钟可引起明显的 CMAP 波幅降低,此后恢复缓慢,超过 6～10 分钟;溴吡斯的明治疗有效
综合蛋白缺乏	1/4 的患者存在多发先天性关节挛缩;并发感染可加重肌无力和呼吸功能不全;眼球活动不受影响;肢带型肌无力;胆碱能激动剂治疗有效,麻黄碱或沙丁胺醇治疗也可能有效
Dok-7 肌无力	眼球活动不受影响,多数患者表现为肢带型肌无力;部分病例有明显的延髓肌无力;胆碱能激动剂治疗可能加重病情,麻黄碱或沙丁胺醇治疗可改善病情
β2-层黏连蛋白缺乏	肾病综合征;眼部异常(Pierson 综合征);溴吡斯的明治疗无效
网格蛋白相关肌无力	与肌营养不良和单纯性大疱性表皮松解相关;胆碱能激动剂治疗无效

4. 肉毒中毒

肉毒中毒是由梭状芽孢杆菌属的厌氧芽孢杆菌所分泌毒素引起的,可导致肌肉无力。毒素可阻断周围胆碱能神经末梢,不仅可作用于神经肌肉接点的轴突末端,还可作用于自主神经节和副交感神经末端。

肉毒中毒的临床特点如下。

(1)一般具有数天至数周的潜伏期。

(2)发病初期可有头痛、头晕、消化道症状(非特异性),在食源性肉毒中毒时,恶心、呕吐和腹泻常在神经系统症状之前出现。

（3）骨骼肌瘫痪一般顺序为自上而下（如眼外肌→延髓肌→抬头呼吸→肢体肌），一般明显的眼外肌和面肌无力是肉毒中毒的早期表现，瞳孔异常（如瞳孔扩大、对光反射消失等）可见于 50% 的患者。

（4）通常伴有出汗、便秘、腹胀、尿潴留等自主神经症状。

1）肉毒中毒的分类：经典肉毒中毒（食源性肉毒中毒）、伤口性肉毒中毒、婴儿肉毒中毒、成人肠道肉毒中毒、吸入性肉毒中毒、医源性肉毒中毒。

2）肉毒中毒的电生理表现：主要为肌电图的 CMAP 波幅降低，且高频重复神经刺激递增 20% 以上。微生物学诊断包括从血清、粪便、肠道分泌物和伤口分泌物等标本中检测到毒素。

5. 吉兰-巴雷综合征

吉兰-巴雷综合征（GBS）是一种由免疫介导的急性炎性脱髓鞘性周围神经病。3/4 的患者在病前 2～4 周可发生前驱感染（大多为上呼吸道感染），常见的首发症状为感觉异常，多表现为远端肢体麻木和刺痛。在感觉异常出现的数天内，大多数患者可出现对称性"上升型"无力，首先累及腿部近端和远端的肌肉，之后累及臂部肌肉，同时伴有反射减弱或消失。

吉兰-巴雷综合征的肌电图常提示运动感觉神经传导末端潜伏期延长、传导速度减慢、传导波幅降低。在脑脊液检查中，可以发现蛋白细胞分离，蛋白升高，而白细胞数 $<0.01\times10^9/L$。

咽-颈-臂丛型吉兰-巴雷综合征为吉兰-巴雷综合征的一种变异型，常有眼睑下垂、上肢无力、延髓麻痹等症状，与 MuSK-MG 易混淆，其特点为多有前驱感染病史，查体可见双上肢腱反射减弱或消失，脑脊液可出现蛋白细胞分离现象，GT1a-Ab 可呈阳性。

6. 慢性炎性脱髓鞘性多发性神经病

慢性炎性脱髓鞘性多发性神经病（chronic immune-mediated polyneuropathy，CIMP）典型的临床表现是对称性的以运动为主的症状，四肢近端和远端均受累，如步态异常、难以解释的摔倒、上下楼梯困难和（或）手的灵活性受损，以及感觉异常，多数表现为感觉缺失。慢性炎性脱髓鞘性多发性神经病的电生理表现如下。

（1）运动神经传导研究（至少 4 条运动神经的近端运动传导）提示远端潜伏期延长、波形离散、不同的神经传导减慢 $<$ 正常的 70%，可有继发的轴索变性。

（2）感觉神经传导研究及体感诱发电位评估近端感觉传导。

在脑脊液检查中,可见蛋白-细胞分离现象,临床受累神经的神经活检(常为腓肠神经、腓浅神经、桡神经的感觉支或股薄肌的运动神经)提示节段性脱髓鞘和髓鞘再生、洋葱头样改变、间质和神经内膜/血管周围浸润。

7. 炎性肌病

炎性肌病是一类部分由免疫系统介导的肌肉疾病,发病率最高的亚型分别为皮肌炎、包涵体肌炎和多肌炎。

（1）皮肌炎:主要累及皮肤和肌肉,也可累及肺脏和其他器官。起病主要表现为亚急性、进展性、无痛性近端肌无力和(或)皮疹。皮肌炎的皮肤损害可有多种表现,包括眼睑部向阳性皮疹(紫红斑疹);面部、颈部、上胸部(V字征)、上背部(披肩征)、肘部或膝盖皮肤的红色斑疹;指间关节和掌指关节伸面附有鳞屑的紫红色丘疹(Gottron 征);双手手心和手背皮肤增厚皲裂等。

需要注意的是,即使在进展期的皮肌炎,肌酸肌酶(CK)仍可能在正常范围。因此,血清 CK 正常不能排除皮肌炎的诊断。另外,因 6%～45% 的皮肌炎病例合并恶性肿瘤,对于诊断为皮肌炎的患者,有必要进行恶性肿瘤的评估。

肌肉活检是诊断皮肌炎的重要步骤,束周萎缩[在肌肉切片苏木精—伊红染色法(HE)染色中,可见偏深染、蓝染的萎缩变小肌纤维特征性地出现于肌束的边缘],不存在大量周边有炎性细胞浸润的肌纤维,是常规临床研究中最具有诊断意义的两个病理特点。

（2）包涵体肌炎:一般在中年及老年以后起病。临床表现与其他炎性肌病不同,以选择性累及腕屈肌、指屈肌、股四头肌为主,故会出现前臂屈肌凹陷和股四头肌萎缩。大多数患者以腕屈肌、指屈肌、股四头肌的萎缩和无力为特征性表现,且肌肉受累不对称。胫前肌受累也会比较特异地出现在包涵体肌炎中。另外,有较多患者会合并有吞咽困难。

包涵体肌炎患者的血清 CK 仅中度升高。肌肉活检显示多个肌纤维周边有炎性细胞围绕,并且较多肌纤维内存在镶边空泡,同时存在一些慢性病变的表现,如肥大肌纤维和纤维化。

（3）多肌炎:对于亚急性、进展性、对称性四肢近端无力的患者,若不伴有皮疹,肌肉活检有明显炎性细胞浸润大量肌纤维,同时无束周萎缩病理改变,则认为是多肌炎或非特异性肌炎。几乎全部进展性多肌炎患者的血清 CK 有所升高。

8. 代谢性肌病

这一类疾病主要是因为肌肉能量代谢缺陷影响了肌肉收缩（无力、劳累性疲劳）、调节肌肉放松（肌痉挛、紧张感）和保持膜离子梯度所必需的膜兴奋性（疲劳、无力），以及肌细胞的整合（肌痛、损伤、肌红蛋白尿）。

糖原、脂肪和线粒体的代谢性疾病在肌肉中可以表现为两类主要的临床综合征：其一是急性、复发性、可逆性肌肉损害伴有运动不耐受和急性肌肉破坏或肌红蛋白尿，伴或不伴肌痉挛；其二是进行性肌无力。

例如，线粒体肌病，由于眼外肌富含线粒体，导致线粒体呼吸链易受损而出现临床表现，眼睑下垂或进行性眼外肌无力常常双侧对称出现，而复视、视力模糊一般少见或基本没有。口咽部肌肉、面肌、颈屈肌和四肢肌无力也常常与眼外肌线粒体肌病相关。除肌肉损害，神经系统也常常受累，常见的中枢神经系统表现为癫痫、肌阵挛、偏头痛、青年卒中样发作、共济失调、视神经病、视网膜色素沉着、痴呆和精神运动退化等。另外，也会出现周围神经损害及内脏累及（如胃肠道、肝脏、心脏、脑等）。

多数病例为常染色体隐性遗传，其他还有常染色体显性遗传、X 连锁遗传或线粒体 DNA 母系遗传。在线粒体 DNA 突变的病例中，组织中线粒体 DNA 突变与野生型的比例决定了临床表型和受累组织。

第五节　重症肌无力西医治疗[14]

一、AChEI

AChEI 中最常用的是溴吡斯的明，它是治疗所有类型重症肌无力的一线药物，可缓解、改善绝大部分重症肌无力患者的临床症状。其机制是通过与AChE 结合来抑制 AChE 的活性，神经肌肉接点间隙 ACh 浓度升高，从而兴奋AChR 以改善肌无力的症状。溴吡斯的明应当作为重症肌无力患者初始治疗的首选药物，依据病情与激素及其他非激素类免疫抑制联合使用。使用方法：一般成年人服用溴吡斯的明的首次剂量为 60mg，口服，每日 3～4 次，全天最大剂量不超过 480mg。应根据重症肌无力患者对溴吡斯的明的敏感程度进行溴吡斯的明剂量的个体化应用,达到治疗目标时可逐渐减量或停药。溴吡斯的明的副作用包括恶心、流涎、腹痛、腹泻、心动过缓及出汗增多等。GT Biopharma 公司近期开发了一种新的重症肌无力的联合治疗方法 DAS-001,即联合使用溴吡斯的明与昂丹司琼。昂丹司琼是 5-羟色胺 3($5-HT_3$)血清素受体的抑制剂,可抵消肠内 AChEI 的胆碱能不良反应。DAS-001 治疗重症肌无力患者的 I 期研究显示,DAS-001 可减少胃肠道不良事件发生。

二、糖皮质激素

目前,糖皮质激素(glucocorticoid,GC)仍为治疗重症肌无力的一线药物,可使 70%～80%患者的症状得到明显改善。主要为口服醋酸泼尼松及甲泼尼龙。醋酸泼尼松按体重 $0.5～1mg \cdot kg^{-1} \cdot d^{-1}$ 清晨顿服,最大剂量不超过 100mg/d(糖皮质激素剂量换算关系为 5mg 醋酸泼尼松 = 4mg 甲泼尼龙),一般 2 周内起效,6～8 周效果最为显著。75% 轻-中度重症肌无力对 200mg 泼尼松具有很好反应,以 20mg 起始,每 5～7 天递增 10mg,至目标剂量。达到治疗目标后,维持 6～8 周后逐渐减量,每 2～4 周减 5～10mg,至 20mg 后每 4～8 周减 5mg,酌情隔日口服最低有效剂量,过快减量可致病情复发。

为避免口服大剂量激素,治疗初期与其他非激素类口服免疫抑制剂联用,可更快达到治疗目标。使用糖皮质激素期间必须严密观察病情变化,40%～50%患者在服药 2～3 周内症状一过性加重并有可能诱发肌无力危象,尤其是晚发型病情严重或球部症状明显的患者,使用糖皮质激素早期更容易出现症状加重。因此,对上述患者应慎用糖皮质激素,可先使用静脉注射免疫球蛋白(intravenous immunoglobulin,IVIg)或血浆置换(plasma exchange,PE)使病情稳定后再使用糖皮质激素,并做好开放气道的准备。长期服用糖皮质激素可引起食量增加、体重增加、向心性肥胖、血压升高、血糖升高、白内障、青光眼、内分泌功能紊乱、精神障碍、骨质疏松、股骨头坏死、消化道症状等,应引起高度重视。及时补充钙剂和双磷酸盐类药物可预防或减轻骨质疏松,使用抑酸类药物可预防胃肠道并发症。

三、免疫抑制剂

1. 硫唑嘌呤

硫唑嘌呤(azathioprine，AZA)，与糖皮质激素联合使用，有助于激素减量及防止疾病复发，作为先天性肌无力综合征及部分眼肌型重症肌无力(ocular myasthenia gravis，OMG)的一线用药。AZA 起效较慢，多于服药后 3~6 个月起效，1~2 年后可达全效，可使 70%~90% 重症肌无力患者的症状得到明显改善。使用方法:从小剂量开始，50mg/d，每隔 2~4 周增加 50mg，至有效治疗剂量为止(成人 2~3mg·kg^{-1}·d^{-1}，分 2~3 次口服)。如无严重或/和不可耐受的不良反应，可长期服用。主要副作用包括骨髓抑制(白细胞减少、贫血、血小板减少)、肝功损害、脱发、流感样症状及消化道症状等，多发生在启动治疗的 6 周左右。硫代嘌呤甲基转移酶(thiopurine methyltransferase)表型或基因型检测可预测服用 AZA 过程中白细胞减少的风险。长期服用 AZA，应密切监测血常规和肝肾功能。服药第 1 个月，每周监测血常规及肝肾功能;服药后前 6 个月，每月监测血常规及肝肾功能;此后每 3 个月监测血常规及肝肾功能。若白细胞计数<$4.0×10^9$/L，应将 AZA 减量;若白细胞计数<$3.0×10^9$/L 或肝功能检测指标为正常值上限的 3 倍，应立即停药。

2. 他克莫司

他克莫司(tacrolimus，FK-506)，与环孢素作用机制相似，通过抑制钙神经素发挥免疫调节作用，耐受性较好，肾毒性小。他克莫司适用于不能耐受激素和其他免疫抑制剂的副作用，或用激素和其他免疫抑制剂治疗疗效差的重症肌无力患者，特别是 RyR-Ab 阳性者。他克莫司起效快，一般 2 周左右起效，疗效呈剂量依赖性。使用方法:每日 3mg，分 2 次空腹口服，或按体重 0.05~0.1mg·kg^{-1}·d^{-1}。建议:可于服药或者调整药物剂量 3~4 天后筛查血药浓度，理想谷浓度为 2~9ng/mL。研究表明，他克莫司谷浓度≥4.8ng/mL，92%的患者症状可达到微小状态(minimal manifestation status，MMS)或更好状态。主要副作用包括血糖升高、血镁降低、震颤、肝肾功损害及罕见的骨髓抑制。

3. 吗替麦考酚酯

吗替麦考酚酯(mycophenolate mofetil，MMF)，作用机制同 AZA，更安全，耐受性好，长期使用可使大多数患者症状达到 MMS 或更好状态。使用方法:起始剂量0.5～1g/d,分2次口服;维持剂量1～1.5g/d,症状稳定后每年减量不超过500mg/d,突然停药或快速减量可导致病情复发及恶化。MMF不可与AZA同时使用。常见不良反应为恶心、呕吐、腹泻、腹痛等胃肠道反应,白细胞减低,泌尿系统感染及病毒感染等。用药后的前6个月,每月监测血常规及肝肾功能;此后每3月监测血常规及肝肾功能。

4. 环孢素

环孢素是通过干扰钙调神经磷酸酶信号,抑制包括白细胞介素-2(IL-2)和γ干扰素在内的促炎细胞因子分泌,从而发挥免疫抑制作用。3～6个月起效,用于使用激素及AZA治疗疗效差或不能耐受其副作用的患者。环孢素早期与激素联合使用,可显著改善肌无力症状,并降低血中AChR-Ab滴度,但肾毒性较大。使用方法:按体重2～4mg·kg^{-1}·d^{-1}口服,使用过程中应监测血浆环孢素药物浓度,推荐血药浓度为100～150ng/mL,并根据浓度调整环孢素剂量。主要副作用包括肾功能损害、血压升高、震颤、牙龈增生、肌痛和流感样症状等。服药期间至少每月监测血常规、肝肾功能1次,严密监测血压。因环孢素肾毒性较大及和其他药物之间存在相互作用,不作为首选推荐。

5. 甲氨蝶呤[15]

甲氨蝶呤(methotrexate,MTX)是四氢叶酸还原酶抑制剂,可以抑制嘌呤和嘧啶的生物合成,最终抑制细胞的增殖,起到抑制免疫性T、B细胞的作用。作为传统的广谱抗肿瘤药物,MTX还被发现应用于免疫相关疾病亦可获得良好疗效。最早在1969年有报告称MTX在重症肌无力治疗上可起效。作为重症肌无力三线用药,用于其他免疫抑制剂治疗无效的难治性或伴胸腺瘤的重症肌无力。使用方法:口服,每周10mg起始,逐步加量至每周20mg,如不能耐受口服制剂产生的消化道不良反应,也可选择肌内注射制剂,一般肌内注射可使患者耐受更高的剂量。

应用MTX的患者最常发生的副作用为胃肠道不适症状,如恶心、呕吐、胃部不适及稀便;此外,疼痛的症状也较常见,其中口腔疼痛或头痛为常见症状。另外,肝脏转氨酶轻度升高亦不少见;四肢斑点状皮疹;脱发及血液系统异常;偶见较严重的骨髓抑制等毒副作用。需要注意的是,由于其可能存在肝毒性,在应用MTX治疗重症肌无力之前应进行详尽的病史回顾和体格检查,特别注意酒精摄入情况、潜在的病毒性肝炎暴露和肝病家族史,对于有过量饮酒史、

AST 或 ALT 持续异常或者慢性乙型肝炎或丙型肝炎感染的患者应该慎用或禁用该药,以免引发爆发性肝损害。一项研究评估了和肝脏转氨酶升高风险增加有关的因素,发现更有可能出现肝脏功能异常的因素包括肥胖、高胆固醇血症、开始甲氨蝶呤治疗前的基线 ALT 或 AST 即高于正常值上限、联用甲氨蝶呤和其他生物制剂,以及缺乏叶酸补充。

MTX 会干扰细胞对叶酸的利用,有理论认为这些不良反应大多数是因为叶酸缺乏。大部分研究发现许多不良反应可通过补充叶酸来缓解或预防,同时不会影响 MTX 的有效性。最新的研究及 meta 分析系统阐明了补充叶酸的益处。研究发现,与安慰剂相比,补充叶酸或亚叶酸可减少 MTX 不良反应且不影响疗效,包括恶心、呕吐或腹痛等胃肠道副作用;肝脏转氨酶异常升高等肝脏损害;应用叶酸也能降低口炎和口腔溃疡的发生。最新的综述提到叶酸的预防性给药可减少许多 MTX 不良反应,提高用药持续率,强烈建议在 MTX 治疗期间,至少补充每周 5mg 的叶酸。因此,对于长期应用小剂量 MTX 治疗重症肌无力的患者,叶酸可作为减轻或避免 MTX 副作用的常规预防用药。

6. 环磷酰胺

环磷酰胺(cyclophosphamide),用于其他免疫抑制剂治疗无效的难治性及伴胸腺瘤重症肌无力。与激素联合使用可显著改善肌无力症状,并在 6～12 个月时减少激素用量。使用方法:成人静脉滴注每周 400～800mg,或分 2 次口服,每日 100mg,直至总量 10～20g,个别患者需要服用到 30g;儿童按体重 3～5mg·kg^{-1}·d^{-1} 分 2 次口服(≤100mg),好转后减量至 2mg·kg^{-1}·d^{-1}。儿童应慎用。副作用包括白细胞减少、脱发、恶心、呕吐、腹泻、出血性膀胱炎、骨髓抑制、致畸及远期肿瘤风险等。每次使用前均需要复查血常规和肝肾功能。

四、丙种球蛋白

静脉注射免疫球蛋白(IVIg),主要用于急性加重期和围手术期,以及在大剂量皮质类固醇治疗之前,以减少或防止激素诱发的一过性加重。IVIg 被认为可以中和致病抗体,并与自身抗体竞争突触后膜上的结合位点。肾功能损害患者不可行 IVIg 治疗;对免疫抑制剂有相对禁忌或不能耐受其副作用的重症肌无力患者,或者难治性重症肌无力,建议应用 IVIg。由于 IVIg 和皮下免疫球蛋白(subcutaneous immunoglobulin，SCIG)良好的安全性，以及免疫抑制剂的保留特性，它们已经成为慢性治疗的可行选择。一项回顾性研究评估了低剂量 IVIg 的长期治疗反应。结果表明，92.5% 的患者在该治疗下病情仍保持临床稳定，而且治疗后有 61.47% 的患者至少有一个 MGFA 级别改善，患者在 3 年时间内激素保留效果显著，但尚需前瞻性随机对照临床试验以进一步证实。

IVIg 是一种有效的短期治疗重症肌无力危象和中重度全身型重症肌无力疾病恶化期的疗法，其治疗效果与 PE 相当，且耐受性良好，推荐治疗剂量为按体重 2g/kg，2～5 天内使用完毕。对于 IVIg 长期维持治疗的确切疗效尚缺乏对照研究证据支持。对于 MuSK-Ab 阳性的重症肌无力患者，IVIg 疗效欠佳且弱于 PE 疗法，仅在其他治疗方案效果不理想时使用[16]。

五、血浆置换

治疗性血浆置换(PE)通过血液离心或血浆分离，去除非细胞血液成分和致病抗体；对有感染者，需在感染得到控制后方可行该疗法。败血症患者不可行 PE 治疗。对 MuSK-MG 患者，建议行 PE 治疗。

六、生物制剂[17-18]

1. 靶向 B 细胞治疗

（1）利妥昔单抗(infliximab, RTX)：为人鼠嵌合的单克隆抗体，通过靶向 B 细胞膜分子 CD20 实现特异性清除 B 细胞，用于使用激素和免疫抑制剂治疗疗效差的难治性先天性肌无力综合征，特别是 MuSK-MG 对部分 AChR-Ab 阳性的重症肌无力患者(acetylcholine receptor-myasthenia gravis, AChR-MG)有效。RTX 用药方案目前尚无统一标准，通常为诱导治疗序贯维持治疗。临床推荐诱导方案包括标准方案及低剂量方案。①标准方案：诱导剂量按体表面积 375mg/m², 间隔 1 周给药 1 次，连续给药 4 周，序贯给药 1g，间隔 2 周治疗 1 次，共 2 次；②低剂量方案：按体表面积 375mg/m²，间隔 2 周给药 1 次，共 2 次，或第 1 次 100mg ＋ 第 2 次 500mg 治疗。维持剂量为按体表面积 375～750 mg/m²。通常在给药后第 4 周，患者外周血 B 细胞比例可降至 0，1 次给药为 1 个循环,作用可维持 6 个月,6 个月后 B 细胞比例开始爬升。维持治疗更多为经验性治疗,有医生建议临床复发时追加 RTX 治疗,也有医生建议每隔 6 个月给予一次 RTX 治疗。CD27$^+$ 记忆 B 细胞的监测有助于判断疾病复发及指导 RTX 追加给药。RTX 主要副作用包括发热、寒战、支气管痉挛、白细胞减少、血小板减少和进行性多灶性白质脑病等。

（2）英比利珠单抗(inebilizumab)：是人源化 IgG1κ 单克隆抗体,与 B 淋巴细胞膜上 CD19 结合后几乎可以清除所有的 B 淋巴细胞。其疗效和安全性将在成人重症肌无力中进行研究(NCT04524273),主要评价终点为重症肌无力日常活动能力(myasthenia gravis-activities of daily living，MG-ADL)评分相对于基线的变化。

（3）硼替佐米(bortezomib)：是一种靶向浆细胞的蛋白酶体抑制剂,可有效抑制浆细胞内的蛋白酶体,诱导折叠异常的蛋白质聚集,使浆细胞凋亡。有研究观察了 Bortezomib 对实验性自身免疫性重症肌无力(experimental antoimmune myasthenia gravis，EAMG)大鼠的治疗效果,发现注射 Bortezomib 8 周可显著改善 EAMG 大鼠的临床症状并减少突触后膜损伤,提示该药用于 AChR-MG 治疗的可能性。由于患者招募困难,检测 Bortezo-mib 治疗难治性重症肌无力的Ⅱ期临床试验提前终止(NCT02102594)。

（4）伊沙佐米(ixazomib)：是新一代蛋白酶体抑制剂,具有良好的药代动力学和药效学特性。与 Bortezomib 比较,Ixazomib 具有更高的分布体积和更短的 20S 蛋白酶体解离半衰期,这有助于药物更好地穿透组织且神经毒性更低。

（5）Iscalimab(CFZ533)：是一种全人源化抗 CD40IgG1 抗体。CD40 表达于 T 淋巴细胞、B 淋巴细胞及抗原呈递细胞,CFZ533 可阻止 CD40 与 T 淋巴细胞上的配体 CD40L 结合,并且抑制 B 淋巴细胞活化和抗体产生。在 EAMG 大鼠模型中,CFZ533 显示出良好的治疗效果。一项针对中、重度 AChR-Ab 阳性的全身型重症肌无力(acetylcholine receptor-generalized myasthenia gravis，AChR-GMG)、MuSK-Ab 阳性的全身型重症肌无力患者(muscle-specific receptor tyrosine-generalized myasthenia gravis，MuSK-GMG)患者的Ⅱ期、多中心、双盲、安慰剂对照试验(NCT02565576)显示,与安慰剂组比较,使用 CFZ533 治疗的患者 QMG 及重症肌无力复合量表(myasthenia gravis composite，MGC)得分均有下降。

（6）托珠单抗（tocilizumab）：是重组人源化抗 IL-6 受体（IL-6R）的单克隆抗体，与 IL-6R 发生特异性结合，阻断 IL-6 信号转导，减少 IL-6 与其他细胞因子共同作用下的 T 淋巴细胞、B 淋巴细胞增生分化。研究显示，使用 Tocilizumab 治疗 2 例对 RTX 治疗反应差的女性严重 AChR-MG 患者数月后，患者临床症状明显改善，提示 IL-6R 有望成为治疗重症肌无力的新靶点，但其具体疗效仍需进一步探索。

（7）萨特利珠单抗（satralizumab）：是新一代抗 IL-6R 的皮下注射剂型人源化单克隆抗体。该药物的半衰期显著延长比其他抗 IL-6R 单克隆抗体长。目前用于评估 Satralizumab 在先天性肌无力综合征患者中疗效、安全性、药代动力学和药效学的多中心、随机、双盲、安慰剂对照Ⅲ期研究（NCT04963270）已启动，主要评价终点为治疗 24 周时 AChR-MG 的 MG-ADL 评分相对于基线的变化。

2. 补体抑制剂

补体在 AChR-MG 发病中发挥着重要作用。

（1）依库珠单抗（eculizumab）：为靶向补体级联反应的关键组分补体 C5 的人源化单克隆抗体，可有效抑制 C5 激活。一项关于依库珠单抗在重症肌无力治疗中有效性及安全性的Ⅲ期临床研究（REGAIN identifier：NCT01997229）及其开放性扩展研究显示：依库珠单抗对应用其他免疫抑制治疗无效的 AChR-GMG 有显著疗效，56% 的患者症状可达到微小状态或药物缓解。2017 年美国食品药品监督管理局（Food and Drug Administration，FDA）批准依库珠单抗用于 AChR-GMG 成年患者的治疗，其价格昂贵，建议用于中重度、难治性重症肌无力。

（2）雷夫利珠单抗（ravulizumab）：为依库珠单抗的改进版，具有更长的药物半衰期。依库珠单抗需要每 2 周输注 1 次才能维持有效浓度，而雷夫利珠单抗的药效可持续 8 周。一项Ⅲ期临床试验（NCT03920293）显示，雷夫利珠单抗治疗组在治疗 AChR-GMG 患者 26 周时主要终点 MG-ADL 较基线的变化优于安慰剂组。基于此，雷夫利珠单抗已被 FDA 批准用于治疗 AChR-GMG 成人患者。

（3）齐芦克布仑（zilucoplan）：为另一类靶向补体 C5 的大环肽类新型抑制剂，可特异性结合 C5，阻止 C5 裂解为 C5a 和 C5b，同时可阻止 C5b 和 C6 的结合，双重作用可有效阻止补体级联反应。与依库珠单抗的不同是，齐芦克布仑是一种可以自我给药的皮下注射制剂。研究（NCT03315130）表明，齐芦克布仑可使中重度 AChR-GMG 症状得到快速且持续的缓解。

（4）帕泽利单抗（pozelimab）：是一种针对补体 C5 的全人源单克隆 IgG4 抗体。一项Ⅲ期临床试验（NCT05070858）将帕泽利单抗与 N-乙酰半乳糖胺（GalNAc）、抗 C5 RNA 干扰（RNAi）结合，对先天性肌无力综合征患者进行了治疗试验。研究结果显示，这种联合治疗可以抑制肝脏中补体 C5 的表达及循环中补体 C5 的消耗。尽管靶向补体 C5 的治疗取得了预期成果，但当补体激活强烈时，不同 C5 补体抑制剂治疗的效果仍然存在局限。

3. 其他生物制剂

（1）贝利尤单抗（Belimumab）：以靶向 B 细胞激活因子（B lymphocyte stimulating factor，BLyS）为靶点的人源化 IgG-λ 单克隆抗体，BLyS 在 B 细胞激活、成熟及存活中发挥关键作用。贝利尤单抗能够清除所有的浆细胞、激活 B 细胞及天然 B 细胞，但不能清除记忆 B 细胞。一项观察贝利尤单抗在 AChR-MG 或 MuSK-MG 有效性的二期、随机双盲安慰剂对照研究（NCT01480596）结果显示，接受贝利尤单抗治疗组在 12～24 周症状达到持续缓解的比例比安慰剂组更高。

（2）艾加莫德（Efgartigimod，Efg，又称 ARGX-113）：靶向 FcRn 的抗体片段，其与 FcRn 的亲和力超过正常 IgG 抗体的 Fc 部分。艾加莫德通过与 FcRn 结合阻断 IgG 循环，导致引起自身免疫疾病 IgG 抗体的快速消耗。艾加莫德在重症肌无力治疗中的Ⅱ期临床试验已经完成，与安慰剂比较，艾加莫德可明显改善重症肌无力临床症状（NCT02965573）；关键性Ⅲ期临床试验（ADAPT）结果显示，67.7% 接受艾加莫德治疗的 AChR-GMG 患者达到治疗终点（NCT03669588）。

七、胸腺瘤手术

胸腺在诱导重症肌无力患者 AChR-Ab 产生中起着关键作用。几乎所有研究结果均显示胸腺切除术组的治疗结果更优。最近的一项多中心前瞻性随机对照研究显示，早期胸腺切除术可使患者显著获益，获益患者包括全身型重症肌无力，病程＜3～5 年，年龄＜65 岁，抗胆碱酯酶药物不能完全缓解症状。

与未接受手术治疗的患者相比,接受胸腺切除术的患者症状、免疫抑制药物治疗剂量和病情恶化均显著改善[19]。

1. 各重症肌无力亚组中胸腺切除指征

(1)胸腺瘤相关重症肌无力:10%～15%的重症肌无力患者合并胸腺瘤,但胸腺癌少见,这些患者的 AChR-Ab 和 Titin-Ab 大多呈阳性,以全身症状为主。大约 30%的胸腺瘤患者合并重症肌无力,其中部分患者 AChR-Ab 阳性,但无任何肌无力症状。所有胸腺瘤患者均有胸腺切除指征,无论是全身型重症肌无力,还是眼肌型重症肌无力。手术应完全切除胸腺瘤、全部胸腺及前纵隔脂肪。据报道,有胸腺瘤的重症肌无力患者的缓解率和恢复率与无胸腺瘤的重症肌无力患者相当或稍差。

(2)早发型(<50 岁)AChR-Ab 阳性全身型重症肌无力:在 50 岁之前出现全身性症状、无胸腺瘤、血清 AChR-Ab 阳性的患者定义为早发型 AChR-Ab 阳性的重症肌无力亚组。早发型重症肌无力在自身免疫风险基因、合并自身免疫疾病、胸腺病理学和治疗的反应方面均与迟发型有所不同。此亚型中,女性患者较男性多 1/3。早期发病的重症肌无力患者常有胸腺滤泡增生,应积极行胸腺切除术,术后效果良好。

(3)晚发型(≥50 岁)AChR-Ab 阳性全身性重症肌无力:在 50 岁之后出现全身性症状、无胸腺瘤、血清 AChR-Ab 阳性的患者定义为晚发型 AChR-Ab 阳性的重症肌无力亚组。此亚型患者影像学表现的胸腺增生征象多不明显。相反,若影像学上表现的胸腺增生少,则临床上胸腺多表现为萎缩。晚发型重症肌无力组男性患者是女性的 1.5 倍,胸腺切除后症状可能无改善。因此,该亚型患者行胸腺切除术应慎重。

(4)MuSK-Ab 阳性重症肌无力:MuSK-Ab 阳性重症肌无力患者通常表现为全身型,而且症状较严重。与其他亚组相比,延髓、头和面部肌肉受累更多,呼吸无力发生的频率更高,四肢无力和眼部症状较少,女性比男性受影响更大。在 MuSK-Ab 阳性患者中并未发现类似于 AChR-Ab 阳性患者的胸腺病理改变,提示在此类患者中,胸腺可能并未发挥作用,胸腺切除术无法使 MuSK-Ab 阳性患者获益。因此,除合并胸腺瘤外,不建议对该亚型患者行胸腺切除。

(5)LRP4-Ab 阳性重症肌无力:LRP4-Ab 阳性重症肌无力患者通常表现为轻度全身型或单纯眼肌型,重症肌无力危象非常罕见。通常这类患者的胸腺是正常或萎缩的,也有罕见的胸腺增生,尚无胸腺瘤的报道。LRP4-Ab 可以在重症肌无力患者血清中单独出现,也可与 AChR-Ab 或 MuSK-Ab 同时出现。目前未见该亚型重症肌无力患者胸腺切除效果的相关研究报道。

(6) 抗体阴性全身型重症肌无力:目前未检测到抗 AChR-Ab、MuSK-Ab 或 LRP4-Ab 的患者("三阴性"患者)被归类为"抗体阴性全身型重症肌无力"。除此之外,抗体阴性全身型重症肌无力组可能包括目前尚未确定抗体患者或非免疫性肌无力综合征患者。在这些患者中,应谨慎鉴别其他全身性肌无力疾病。在除外其他肌无力疾病,药物治疗效果不佳时,可考虑胸腺切除术。

(7) 眼肌型重症肌无力:仅具有眼部症状且病程>2 年的患者,不论其抗体类型、胸腺病理学(胸腺瘤除外)、发病年龄,都被归为眼肌型亚组。以眼肌无力为首发症状的患者中,仅 15%～20% 不会进展为全身性重症肌无力。血清阳性、胸腺增生及合并其他自身免疫性疾病是导致眼肌无力进展为全身症状的主要危险因素。胸腺切除术在眼肌型重症肌无力中的作用尚存争议,但对于新发的 AChR-Ab 阳性眼肌型重症肌无力患者,胸腺切除可能会阻止患者进展为全身型重症肌无力,其疾病缓解率明显优于药物。

(8) 青少年重症肌无力:胸腺切除术对发病年龄在 0～18 岁的青少年重症肌无力(juvenile myasthenia gravis,JMG)的疗效尚不明确,因此手术指征仍颇有争议,但对全身型 AChR-Ab 阳性 JMG 应考虑行胸腺切除术。有研究发现 AChR-Ab 阳性 JMG 发病 1 年内行胸腺切除疗效更佳,并能避免长期使用激素和免疫抑制剂带来的不良反应。对于被诊断为血清阴性全身无力的儿童,应该考虑先天性肌无力综合征或其他神经肌肉疾病的可能性,行胸腺切除需慎重。

2. 术前准备

对于计划接受手术的重症肌无力患者,必须行胸部 CT 以了解胸腺情况。同时应评估患者全身情况、甲状腺功能、免疫状态及心肺功能,判断手术风险。可能情况下要使用药物控制重症肌无力至最佳状态时手术(具体用药按神经内科重症肌无力诊治专家共识执行),必要时术前应进行多学科协作(multidisciplinary diagnosis and treatment,MDT)讨论,以降低术后发生重症肌无力危象和更多并发症的发生风险。有延迟拔管风险患者,应术前留置胃管,以方便术后气管插管时给药。

3．麻醉方式及选择

重症肌无力患者行胸腺切除术应在全身麻醉下进行，根据术式及术者的习惯选择单腔或双腔插管。对于术后有发生重症肌无力危象风险的患者，建议待在监护室或复苏室，等患者完全清醒时，评估肌力后决定是否脱机，必要时延长呼吸机辅助时间。

4．手术方式

胸腺切除术包括经胸骨正中开胸、半劈胸骨、横断胸骨小切口等传统的手术方法，以及目前广泛开展的胸腔镜胸腺切除术、新兴的机器人手术。微创手术包括单侧胸腔镜胸腺切除术、双侧胸腔镜胸腺切除术和剑突下胸腔镜胸腺切除术，各有其优点和局限性，应根据患者的情况和术者的习惯进行选择。

与开胸手术相比，微创手术可减轻疼痛、缩短住院时间和重症监护室（intensive care unit，ICU）住院时间、改善美容效果和保留更多的术后功能，只要切除所有的胸腺组织及前纵隔脂肪，就可以获得与胸骨切开胸腺切除术相同的效果。推荐作为非胸腺瘤重症肌无力和Ⅰ～Ⅲa期胸腺瘤的首选手术方案。而经胸骨胸腺切除术仍然是侵袭性胸腺瘤手术的首选方案。胸腺瘤切除应采用"无接触"技术，以避免肿瘤包膜破裂和胸膜播散的风险。

目前新兴的机器人手术有以下优点：放大的视觉系统能让外科医师在患者体内看到3D高清图像，一个符合人体工程力学设计的控制台，外科医师坐着操作，机械手腕弯曲和旋转的角度大于人手，并能减轻人手的抖动。特别是胸骨后区狭窄的解剖空间，使机器人技术更具优势。但因设备的限制，目前只能在拥有机器人设备的医疗机构开展。

5．手术切除范围

胸腺切除术应包括胸腺瘤的完全切除，以及胸腺和纵隔脂肪的切除。对于胸腺瘤患者，根治性切除是决定预后的主要因素，特别是Masaoka Ⅰ～Ⅱ期胸腺瘤。对于Ⅲ期胸腺瘤，也应争取 R0 切除*；如有必要，可行人工血管重建。但手术应尤其注意保护膈神经功能，特别是重症肌无力患者。双侧膈神经损伤将给重症肌无力患者带来灾难性的后果。

＊　R0、R1、R2 是针对恶性肿瘤的切除和手术的切缘不同进行区分。R0 切除指手术中将肿瘤完全切除，并且在镜下观察时切缘也是阴性的，也就是切除效果比较完美，没有肿瘤的残留成分。

6. 围手术期危象预防及处理

患者的胸腺手术应在患者症状稳定后进行,这是确保术后早期顺利恢复及将重症肌无力危象风险降至最低的基础。对于术前症状难以控制的高危患者,可考虑采用更积极的方法,如术前 IVIg 或 PE。

术后重症肌无力危象是一种危及生命的情况,其特征是重症肌无力症状的急性加重,伴有严重的肌肉无力,手术后需要再次气管插管或延迟拔管。因此,对高危患者的鉴别尤其重要,高危患者术后应延迟拔管时间和入住 ICU,并及时积极加强重症肌无力的内科治疗,争取早日脱机并减少并发症。危象很少发生在术前症状控制稳定的患者身上。如果确实发生了重症肌无力危象,通常是由于患者在疾病未得到控制之前手术或术后药物调整不合适,以及并发感染等所致。危象是可逆的,需要在 ICU 进行护理,必要时尽早使用呼吸机辅助,同时使用抗感染药物。IVIg 和 PE 是有效的治疗方法。PE 的效果更快;IVIg 更方便,风险更低。

7. 围手术期药物治疗

重症肌无力术前及术后需要使用药物控制症状,术后根据病情变化及时调整药物。

(1) AChEI 治疗:溴吡斯的明是治疗除胆碱能危象外所有重症肌无力的首选药物,应根据症状和不良反应调整剂量。AChEI 不主张长期单独应用,可加快 AChR 的破坏。术后溴吡斯的明剂量应该根据需要调整,用量较大时注意手术后 3~5 天内可能有超敏期而出现胆碱能危象。

(2) 免疫抑制剂治疗:皮质类固醇仍然是重症肌无力的一线免疫治疗药物,泼尼松和泼尼松龙同样有效。不建议在高剂量泼尼松治疗时手术,应在症状稳定或增加其他治疗后,逐渐减少泼尼松剂量。一般建议每日剂量控制到 40mg 以下时才能进行手术治疗。术后应根据患者情况和胸腺病理结果,适时调整免疫治疗,手术的稳定效果一般在 1~3 年后显现。药物的逐渐减少与复发风险相关,有症状或快速减量的患者复发风险较高。除皮质类固醇外,硫唑嘌呤、霉酚酸酯 (MMF)、环孢素、他克莫司和利妥昔单抗均可用于重症肌无力围手术期治疗。

(3) IVIg 和 PE:IVIg 和 PE 治疗重症肌无力同样有效。通常认为 IVIg 更方便,不良反应更小。IVIg 的剂量为 2g/kg,分 4~5 天输注,通常在 5~10 天内起效,作用持续 2 个月左右。在围手术期应用可以降低重症肌无力危象的发生率。PE 术标准疗程为隔日 1 次共 6 次,此后每周 1 次,直到病情稳定为止,缓解效果可持续数周。PE 术的短期效益是毋庸置疑的,但尚未在对照试验中进行证实。因此,美国神经病学协会(American Psychiatric Association,APA)的实践指南称为"没有足够的证据支持或反驳其疗效"。

8. 胸腺切除术后随访及治疗

MDT 是确保重症肌无力患者获得最佳临床管理和实现完全切除的基础。因此,重症肌无力患者胸腺切除术后应在 MDT 团队的指导下进行后续治疗及随访,特别是有严重全身症状的重症肌无力患者和Ⅲ～Ⅳ期胸腺瘤患者。重症肌无力术后效果评价和随访推荐使用美国重症肌无力协会(MGFA)的重症肌无力分型、重症肌无力治疗后状况分类及并发症记录标准。该标准定义详细、可操作性强,使用规范统一的疗效评价标准,有助于提高病历质量,便于开展研究,提高重症肌无力的诊治水平。对于重症肌无力患者术后的药物调整,应在有经验的神经内科或胸外科医师指导下进行,避免患者随意改变药物剂量或停药。Ⅱ～Ⅳ期胸腺瘤患者术后根据切除情况行辅助或根治性放疗。胸腺瘤患者应定期复查胸 CT,前 2 年每半年 1 次,之后每年 1 次至术后 10 年。

第六节　重症肌无力危象的西医诊疗

重症肌无力危象(myasthenic crisis,MC)病情重、变化快,一旦发生需立即行紧急机械呼吸支持、预防及控制感染、防治各种并发症,同时给予免疫抑制治疗,使患者尽快脱离危象[20]。

一、呼吸支持

当患者出现 MC,保证呼吸道通畅、及时给予合理的机械通气是治疗 MC 的第一步。相对于经鼻气管插管呼吸机辅助呼吸,无创双水平正压通气辅助呼吸具有无创、耐受性良好,减少肺部感染并发症、缩短住院时间的特点,但是对于口腔分泌物过多、吞咽困难、二氧化碳潴留明显的患者,该法不适用。当重症肌无力患者的肺活量<10～20ml/kg 或吸气负压(negative inspiratory force,

NIF)$<-30\sim-20cmH_2O$① 就需要机械通气支持。建议初始辅助控制通气为低潮气量（6~8ml/kg），呼吸频率每分钟 12~16 次，呼气末正压（positive end-expiratory pressure，PEEP）$5cmH_2O$，可避免肺损伤，以调整吸入氧气分数（fraction of inspired oxygen，FiO_2）达到动脉血氧分压（partial pressure of oxygen in arterial blood，SaO_2）$>92\%$或动脉血氧饱和度（oxygen saturation in arterial blood，PaO_2）$>70mmHg$②，之后根据动脉血气分析进行调整，支持压 5~$15cmH_2O$ 防止肺不张和减少呼吸肌做功。既往认为，球部肌肉和呼吸肌肌力的改善，PEEP$\leqslant5cmH_2O$，血流动力学稳定，意识状态良好，能够自主咳嗽的患者，可换为压力支持通气，如果能耐受，逐渐给予脱机、拔管。如果患者主诉憋气、胸闷等，即使符合拔管的标准且血气分析正常，也不应进行拔管。一般认为 MC 插管的持续时间通常少于 2 周，所以不需要气管切开。拔管后使用无创通气同样可以预防 MC 的再插管，有效率可达 70%。虽然气管插管呼吸机辅助呼吸可明显改善通气功能，但并发症较多，有报道显示插管后肺部感染率高、呼吸机相关性肺炎发生率高，而这些感染病原体多为多重耐药菌，治疗极为困难，且长期使用呼吸机的患者可能导致呼吸机依赖使得更加难以拔管。因此，在治疗的过程中需积极预防气管插管相关并发症，尤其是呼吸机相关性肺炎的防治，尽量减少持续插管时间。另外，对于进行气管插管的患者应停止使用 AChEI，因 AChEI 使用过量时，呼吸肌无力会加重，易导致胆碱能危象，同时增加气道分泌物，不利于呼吸道的管理。建议待临床症状改善后再给予此类药物。

二、免疫抑制治疗

给予有效的呼吸支持、改善通气后，使用快速、有效的短期免疫抑制剂可明显缩短持续危象时间。对于急性进展迅速恶化的 MC 的重症肌无力患者可应用 IVIg 和 PE 进行短期免疫治疗。PE 通过血浆非选择性分离，使外周循环中 AChR-Ab 浓度迅速降低，可于数天内改善大部分重症肌无力患者的症状，其短期治疗效果肯定。一般一次 PE 置换液用量为 1~2 倍血浆容量，隔天 1 次，

---

① 　$1cmH_2O=0.098kPa$

② 　$1mmHg=0.133kPa$

共交换 5~6 次,在治疗的几天内起效,可持续 4 周,最长持续 3 个月。IVIg 通过使用外源性免疫球蛋白竞争自身抗体与靶向位点结合,中和致病性抗体并减少自身抗体生成,抑制补体的活化,干扰膜攻击复合物形成,减轻细胞毒性 T 细胞对 AChR 的毒性作用达到缓解症状的效果。通常 0.4g·kg^{-1}·d^{-1} 连用 3~5 天,能改善 50%~100% 的肌无力症状,多于 4~5 天内起效,持续时间数周至数月,适合用于重症肌无力急性加重和短期治疗。IVIg 和 PE 起效相对较快,成为短期治疗的首选。关于 IVIg 和 PE 治疗 MC 哪个效果更好,一直存在争议。Dhawan 等对 84 例重症肌无力患者 IVIg 和 PE 治后进行评估,结果显示治疗 14 天后两组患者的 MGA 评分均明显改善,但是两组间的治疗效果差异无统计学意义。刘敏等的研究显示,PE 和 IVIg 治疗 MC 较综合治疗(呼吸机辅助呼吸、AChEI 和糖皮质激素、环磷酰胺预防并发症等)能明显缩短 MC 患者的气管插管平均时间,其中 PE 较 IVIg 缩短插管时间更明显,且差异具有统计学意义。因此,建议如果没有 PE 禁忌证,推荐首选 PE 治疗。但是 PE 操作复杂,治疗过程中也易出现低血压、柠檬酸盐所致低钙性感觉异常、静脉穿刺相关的感染和血栓、血中凝因子减少导致的出血倾向等。另外,儿童、并发心力衰竭、败血症、低血压和妊娠期的患者不推荐使用 PE。IVIg 的疗效与 PE 相当,但是与 PE 相比,IVIg 无创、不良反应更小、耐受性更好、治疗方法更简便安全,妊娠期女性也推荐使用 IVIg。流感样症状是 IVIg 常见的不良反应,其罕见的不良反应无菌性脑膜炎的发生率约为 0.067%。另外,对于老年患者需要警惕动静脉血栓形成。因此,临床上 MC 患者选择 PE 还是 IVIg 治疗,主要依据患者自身耐受程度、操作容易程度和费用等因素进行选择。

糖皮质激素是治疗重症肌无力最常用、最有效的免疫抑制药物。通过抑制 B 细胞产生 AChR-Ab,促进突触前膜释放 ACh,提高神经肌肉接点传递兴奋性,促使终板再生,增加突触后膜 AChR 数目,从而减轻肌无力症状。尤其对于病情迅速恶化的重症肌无力治疗效果好。与长期小剂量糖皮质激素维持相比,大剂量短程冲击疗法起效快,短期内可达到满意疗效,且糖皮质激素使用的相关不良反应较少。因其可阻滞突触前膜 ACh 释放,导致部分患者的症状在用药后 1 周左右加重,对于未发生重症肌无力危象的患者,该法可能诱发重症肌无力危象。但是,对于已经发生危象、能耐受不良反应的患者,糖皮质激素可作为首选。文献报道,糖皮质激素治疗 7 天肌无力评分开始下降,治疗 14 天时显著下降,治疗 28 天时总有效率可达到 98.31%。近年,关于环磷酰胺(CTX)联合糖皮质激素治疗 MC 的研究比较多,尤其是合并有胸腺瘤重症肌无力患者,该联合治疗能明显缩小胸腺瘤,同时改善肌无力症状。CTX 累积剂量 6g、10g 和 20.4g 时有效率分别为 70%、78% 和 94%,随剂量增加疗效越明显,且不良反应轻微、可耐受。国内文献报道,中剂量环磷酰胺(0.4g/d)静脉注射联合甲泼尼龙治疗 MC,69.2%患者 3 天后拔管,明显缩短呼吸机使用时间。CTX 联合甲泼尼龙治疗胸腺切除术的重症肌无力患者可预防术后危象发生、减少二次插管率、降低平均住院日等。CTX 属于细胞周期性非特异性细胞毒物,对细胞 S 期及 G_2 末期最敏感,其进入人体后被肝脏或肿瘤内存在的过量磷酰胺酶或磷酸酶水解,变为活化作用型的磷酰胺氮芥,与 DNA 发生交叉联合,抑制 DNA 合成,同时干扰 RNA 的功能,抑制免疫细胞的增殖和分化,从而起到杀伤肿瘤或抑制免疫的作用,具有总剂量越大、疗程越长、疗效越佳的特点。但是,作为细胞毒性药物,CTX 对增生代谢较快的组织影响较大,其最常见的不良反应部位为皮肤、消化道、血液系统、泌尿系统等。短期大剂量使用可导致严重骨髓抑制。

对于 PE、IVIg 或者糖皮质激素短期冲击治疗无效的患者,利妥昔单抗(RTX)可能带来新的希望。RTX 是一种抗 CD20 抗原的蛋白质分子,通过激活补体,抑制效应 T 细胞,减少 B 淋巴细胞的数量,从而减少血清中 AChR-Ab 的滴度,最终减少运动终板突触后膜上 AChR 的损害,达到治疗重症肌无力的目的。RTX 对于激素依赖型及免疫抑制剂不能耐受的全身型重症肌无力患者、MuSK-Ab 和 AChR-Ab 阳性的患者均有效果。治疗有效率达 83.9%,其中 MuSK-Ab 阳性的患者有效率 88.8%。文献报道,在使用 RTX 375mg/m² 静脉注射 4 周后,症状可明显缓解,在治疗 48 小时内即拔管。RTX 治疗重症肌无力平均起效时间 1 个月,可明显减少合用免疫抑制剂的剂量,疗效持续 6 个月以上。虽然有文献报道,以 CD19⁺ B 淋巴细胞在 B 细胞中所占比例>1% 为再次输注 RTX 的指征。但是,目前对于 RTX 疗效及使用剂量、使用间隔时间、长期安全数据仍存在争议,尤其在血液系统、心血管系统及联合其他免疫抑制剂导致的进行性多灶性脑白质脑病等方面的潜在风险不容忽视。对于难治的、经过上述保守治疗仍拔管困难的 MC 患者,国内外均有在危象中进行胸腺切除、术后症状缓解的病例报道。一般认为胸腺切除术需在患者病情稳定后进行,因此有学者对于出现危象患者手术时机的选择也提出了疑问。但因为病例数少,目前对此尚无结论,尚需进一步研究。无论是 PE、IVIg 或者糖皮质激素短期冲击均属于短期免疫治疗,在帮助患者恢复肌力、改善症状的同时,需要使用长效免疫抑制剂,如硫唑嘌呤、环孢素、麦考酚酯、他克莫司等,以期望重症肌无力症状能够长期缓解,并预防复发。

第七节　妊娠期重症肌无力的西医诊疗[21]

重症肌无力女性患者在妊娠期是特殊的孕妇人群,其不同妊娠时期的注意事项及治疗手段均需要予以足够的认识和关注,以保证孕妇及新生儿的安全。

1. 妊娠对重症肌无力的影响

(1) 怀孕期间,30%～40%的患者保持病情不变,30%～40%的患者病情出现好转,20%～30%的患者病情发生恶化。

(2) 一般认为重症肌无力症状的加重最可能发生在妊娠最初 3 个月或分娩后 6 个月,发生率分别为 43.3%和 46.4%,而症状改善多见于中晚孕期。

(3) 怀孕不会对重症肌无力的远期预后产生影响。

(4) 甲胎蛋白(alpha-fetoprotein, AFP)是孕期影响重症肌无力病情的一个因素。AFP 能够抑制抗 AChR-Ab 与 ACh 的结合,使病情好转。AFP 水平变化将影响到病情的严重程度。

(5) 一次妊娠期间的临床病程不能预测后续妊娠期间的临床病程。

2. 妊娠合并重症肌无力的并发症

(1) 先兆子痫:妊娠期高血压疾病的一种类型,即妊娠 24 周后,出现水肿、高血压、蛋白尿,并兼有头痛、眩晕、呕吐、上腹不适、视力障碍或血压收缩压在 160mmHg(21.3kPa)以上。

硫酸镁可以用于治疗先兆子痫,但由于高镁血症抑制神经肌肉接点的 ACh 释放,会导致肌无力加重,故妊娠合并重症肌无力患者慎用硫酸镁,避免诱发危象,可用巴比妥类药物代替。

类固醇激素会导致水钠潴留,从而使子痫患者的血压升高,重症肌无力患者孕期合并子痫,如使用大剂量的类固醇激素,必须密切监测心肺功能,避免发展为肺水肿。

（2）骨髓抑制:表现有贫血、感染、出血等。

曾有重症肌无力患者妊娠期间出现骨髓抑制的报道,但具体病因不详,由于在患者体内发现血小板抗体,因此推测与自身免疫机制有关。

3. 重症肌无力对新生儿的影响

（1）母亲患有重症肌无力的严重程度和抗体滴度不能用来预测新生儿重症肌无力的发病概率和严重程度。目前认为,MuSK-Ab 阳性产妇娩出的婴儿更容易发生一过性新生儿重症肌无力。

（2）部分胎儿在子宫中会出现肌无力,胎动减少,最终导致羊水过多,出现胎死宫内,但这种情况较少见。在极少的情况下,婴儿还会产生多关节挛缩,这是胎动减少的原因之一,B 超可以明确诊断。

（3）有 10%～20%在出生的最初几天内会发生短暂性新生儿重症肌无力,主要表现为短暂性呼吸困难、吸吮不良、进食及吞咽困难、上睑下垂、哭声微弱、肌张力减弱等症状,多有自愈性,由于母体 AChR-Ab 的代谢降解,症状一般持续 3 周左右缓解,但也有可能会持续约 4 个月。

（4）新生儿的重症肌无力发病和严重程度,与新生儿体内的重症肌无力抗体滴度有关。大部分新生儿重症肌无力的血清 MuSK-Ab 呈阳性。

（5）新生儿重症肌无力一旦诊断明确,治疗原则以对症治疗为主。症状较轻的婴儿给予留置鼻饲,如注入溴吡斯的明或肌内注射新斯的明或静脉注射新斯的明。严重受累的婴儿应该给予 IVIg,PE 只适于非常严重的患儿。有呼吸困难的给予通气治疗。

4. 妊娠期间重症肌无力的治疗

（1）抗 AChEI:溴吡斯的明属于 C 类妊娠期用药,在妊娠期使用相对安全。AChEI 在眼肌型重症肌无力患者及 MuSK-Ab 阳性患者中的治疗效果较差。妊娠期间存在子宫收缩的危险,用药时应避免静脉注射新斯的明。

（2）糖皮质激素:对胎儿几乎没有致畸作用,但可以增加患者妊娠期高血压、糖尿病、尿路感染的风险。需要密切监测血糖、血清离子、尿常规等生化指标水平。

大剂量糖皮质激素可能会引起胎膜早破及早产。少数研究认为服用皮质类固醇药物存在胎儿患唇裂的风险。一般胎儿的上颚在 12 周时已形成,因此可以选择在 12 周后使用皮质类固醇药物。

孕妇口服小剂量泼尼松(每日<20mg),只有 10% 通过胎盘进入胎儿循环。症状较轻者建议在备孕时使用致畸作用较小的剂量;中度症状者也建议使用类固醇激素;无症状者不建议相关治疗。服用类固醇激素的重症肌无力孕妇不建议在怀孕期间及产褥期停药。

(3)免疫抑制剂

1)他克莫司:不会增加胎儿畸形的风险,在妊娠期可以使用,但有可能造成早产和低体重新生儿。部分新生儿娩出后容易发生一过性高血钾或一过性肾功能损伤,但多半不需要特殊处置,可自行恢复。

2)硫唑嘌呤:对新生儿产生的不良反应相对较小,在孕期使用是安全有效的。治疗剂量内未见新生儿早产、流产的发生,可能与胎儿发育迟缓及新生儿低体重有关。有孕妇应用后胎儿出现室间隔缺损畸形的报道,大剂量使用可导致胎儿畸形,因此使用还应持谨慎态度。

3)环磷酰胺:长期使用会导致卵巢早衰和不孕等;可增加流产概率,有明确的致畸作用,在孕早期用药可造成头面部畸形、胎儿宫内生长发育迟缓,因此不推荐在孕期及备孕期使用。用药期间如有妊娠意愿,需提前 3 个月停药。

4)环孢素:没有研究表明环孢素能引发严重的并发症或者胎儿畸形,但可能造成新生儿暂时性的白细胞、中性粒细胞和淋巴细胞减少;可增加低体重新生儿风险,导致早产及流产概率高,故不推荐生育期使用。

5)甲氨蝶呤:具有致畸性,必须在计划妊娠前和妊娠期间避免使用,如有妊娠计划,需要提前 6 个月停药或换药,用药期间受孕则应考虑终止妊娠,如患者继续妊娠意愿强烈,可按每日 5mg 剂量服用叶酸,并积极行产检,如发现胎儿畸形立即终止妊娠。

6)吗替麦考酚酯(骁悉):可以增加流产风险,具有致畸性,可以造成唇腭裂、心血管系统、中枢神经系统畸形,必须在计划妊娠前和妊娠期间避免使用。如需妊娠至少提前 6 周停药。

(4)丙种球蛋白:被公认为是安全可靠的,在哺乳期也可以使用。

(5)PE:受妊娠的影响,女性的血容量及凝血状态可能会有所改变,因此PE 被用于丙种球蛋白之后的二线用药。

（6）生物制剂：如利妥昔单抗（美罗华）。它在妊娠 16 周以后可透过胎盘，但尚无致畸报道。有研究认为可以导致新生儿一过性 B 细胞降低，通常在 6 个月内自行恢复。故使用还有待更多临床观察结果。

（7）胸腺切除术：约 15% 的重症肌无力患者合并胸腺瘤，60%～80% 的患者合并胸腺增生。在进行胸腺切除术后 5 年，重症肌无力患者的缓解率高达 45%。

Eden 等对胸腺切除术与重症肌无力的相关作用进行研究，在入组的 45 例重症肌无力的孕妇中，孕期病情加重的有 33 例，其中已行胸腺切除 9 例，未行胸腺切除 24 例。两者差异有统计学意义，提示胸腺切除能减少重症肌无力的孕妇在怀孕期间的疾病加重概率。

Hoff 等对出现新生儿重症肌无力的危险因素进行了相关研究，发现在已行胸腺切除的产妇中有 13% 会引起新生儿重症肌无力，在未行胸腺切除的病例中却占 27%。两者差异有统计学意义，提示胸腺切除可减少新生儿重症肌无力的发生率。因此，重症肌无力伴胸腺异常患者推荐在怀孕之前行胸腺切除术。

5. 妊娠期重症肌无力分娩方式、麻醉药物的选择

剖宫产对重症肌无力患者来说有可能发生应激反应加重病情，因此仅在有产科适应证的情况下采用。

重症肌无力不是剖宫产的指征，妊娠的重症肌无力女性患者可推荐阴道分娩。

重症肌无力主要累及骨骼肌，而子宫平滑肌不受重症肌无力的影响，因此第一产程不受重症肌无力病情变化的影响；然而第二产程需要腹肌及肛提肌收缩辅助用力，由于有横纹肌的参与，重症肌无力患者容易出现分娩辅助肌肉的疲劳而影响产程进展。因此，重症肌无力妊娠妇女可能需要阴道助产，以缩短产程；经阴道手术助产还可减少母亲疲劳。

在麻醉的选择上，尽可能使用持续腰硬膜外麻醉，硬膜外麻醉剂量较小，不易引发全身肌无力及呼吸抑制，能避免发生运动功能阻滞。由于 AChE 抑制剂会破坏脂类麻醉药物的水解，因此麻醉药物推荐使用酰胺类药物，如罗哌卡因。术后镇痛优先考虑非阿片类止痛药，如对乙酰氨基酚类等。避免麻醉镇痛和使用加重肌无力的药物，如吗啡、芬太尼等药物。

6. 重症肌无力患者在哺乳期的注意事项

合并重症肌无力的母亲可以进行母乳喂养。

溴吡斯的明和类固醇激素,哺乳期可以服用。而且在服用激素 4 小时后哺乳,对婴儿的影响会更小。

硫唑嘌呤通过母体进入婴儿体内的总量仅为母体的 1%,在哺乳期间的服用是安全的。

他克莫司通过乳汁进入胎儿体内的总量也非常少,仅有母体浓度的 0.05%~0.6%,虽然安全性仍需更多研究证实,但有一定前景。

服用大剂量抗胆碱酯酶药物或重症肌无力症状加重的产妇不宜哺乳。

服用大剂量硫唑嘌呤、环孢素与新生儿的染色体损伤和骨髓抑制有关,服用这些药物的重症肌无力产妇不建议哺乳。

7. 重症肌无力患者在围产期的注意事项

在产后的最初 3 个月,重症肌无力复发的概率高达 30%,通常需要增加 AChEI 或激素的剂量,或者 IVIg 控制疾病。

另外,同妊娠期一样,硫酸镁是禁止使用的,它可影响神经肌肉接点的传递导致疾病加重。

Almeida 等认为,怀孕期间及围产期重症肌无力患者症状的加重与并发症的发生及其严重程度有关。

第八节 青少年重症肌无力

青少年重症肌无力(juvenile myasthenia gravis,JMG)指的是 18 岁以内的重症肌无力患者,包括婴儿、儿童和青少年。根据发病时的年龄分为青春期前重症肌无力(<12 岁)和青春期后重症肌无力(>12 岁)。

1. 流行病学

国际上针对大规模青少年人群的重症肌无力流行病学研究显示儿童发病率 0.3~2.8/100 000,起病年龄较小(新生儿即可发病),1~5 岁居多,无显著的性别差异,儿童合并胸腺瘤或胸腺增生少见,以眼肌型多见且不同种族之间发病率存在较大差异。英国研究表明青少年(<18 岁)患者血清学重症肌无力抗体阳性(95% AChR-Ab 阳性,5% MuSK-Ab 阳性),相当于 1.5/1 000 000,其中约 20%患者年龄<10 岁。挪威一项全国性研究中,JMG 发病率为 1.6/1 000 000,

其中青春期前儿童的发病率更低，约为 0.9/1 000 000。丹麦研究发现，10～18 岁青少年重症肌无力的发病率是 0～9 岁人群的 7 倍。中国重症肌无力发病率为 0.68/100 000，儿童重症肌无力病例占中国重症肌无力人群的 7.7%～47.0%。儿童重症肌无力可在婴儿期起病，平均确诊年龄约为 6 岁，无明显性别差异。儿童重症肌无力以眼肌型重症肌无力为主，占比可高达 86.3%，儿童重症肌无力可有 80% 合并胸腺增生，3% 合并胸腺瘤，仅 7% 胸腺正常。中国台湾地区青少年人群研究显示，0～4 岁发病率最高，达到 8.9/100 万，而 10～14 岁阶段发病率下降至 3.7/1 000 000。日本研究发现 0～4 岁出现 JMG 的发病高峰。由此可见，JMG 发病率存在明显的种族差异，<10 岁的青春期前儿童在亚洲人群中的发病比例高于欧美人群。

2. 病理生理机制

目前研究发现>80% 的重症肌无力患儿发病由 AChR-Ab 引起。AChR 是一种五聚体跨膜糖蛋白，集中位于突触后膜褶皱的顶端，属于配体门控阳离子通道蛋白。当 AChR 与 ACh 分子结合后，AChR 构象改变致通道打开，导致细胞膜去极化并产生终板电位。AChR-Ab 分为 IgG1、IgG3 两个亚型，可激活补体；当 AChR-Ab 与 AChR 结合后，激活补体而产生攻膜复合物，破坏突触后膜褶皱，减少通道的数目并降低与 ACh 结合的敏感性。MuSK 是一种位于突触后膜上的单亚单位跨膜蛋白，可诱导聚集并稳定 AChR。神经末梢释放的集聚蛋白（agrin）与突触后膜的 LRP4 作为共受体相结合，从而使 MuSK 发挥作用。MuSK 抗体分为 IgG1、IgG4 两个亚型，目前研究显示致病主要与 IgG4 亚型有关，它是一种单价抗体，无法通过经典途径激活补体，与 AChR-Ab 主要致病机制不同。MuSK-Ab 主要结合 MuSK 胞外第一个免疫球蛋白样结构域，阻断 Agrin-LRP4-MuSK 复合物的组装及作用，以致 Agrin 诱导 AChR 聚集失败。LRP4 是一种单亚单位跨膜蛋白，在神经肌肉接点处作为 Agrin 和 MuSK 结合共受体存在。LRP4 抗体主要分为 IgG1、IgG2 两个亚型，可影响神经肌肉接点信号转导而致病。

3. 临床表现

JMG 可以表现为单纯眼肌型或全身骨骼肌受累。儿童大部分表现为上睑下垂及不同程度的眼外肌麻痹。与遗传性肌无力不同的是，症状具有不对称性。眼球活动的异常可表现得较轻微或程度不一，需要通过长时间凝视等疲劳试验进行检查。有一些检查可以帮助诊断眼肌型重症肌无力,如眨眼疲劳试验、冰敷试验。早期识别、及时治疗及眼科会诊可有效避免青少年斜视、弱视的产生。全身型 JMG 患者可表现出近端肌肉的无力,如蹲起、上楼梯及抬胳膊费力。有些患者甚至表现出球肌无力的表现,如呼吸费力、吞咽困难、言语含糊,症状具有波动性、晨轻暮重,休息后缓解。对于 MuSK 阳性的 JMG,起病后早期可表现出呼吸肌受累,甚至重症肌无力危象。与成人重症肌无力类似的是,JMG 中 MuSK-MG 以女性多见,约占 89%。早期表现为单纯眼肌型重症肌无力的儿童,后期可能逐步发展为全身型重症肌无力。成人重症肌无力患者可能会在起病后的 6 个月内进展为全身型,少部分患者在起病后 2 年以上仍然表现为孤立性眼肌受累。在 JMG 患者中,单纯眼肌型及全身型患者的比例在不同种族之间存在很大差异,如亚洲人群中单纯眼肌型 JMG 比例高达 90%。中国 JMG 以眼肌型为主,很少向全身型转化。亚裔人群 2 年自然转化率为 23%～31%,小于西方人群(50%～80%)。研究发现,眼肌型 JMG 发病年龄较早,常见于青春期前儿童。而青春期后起病的 JMG 与成人重症肌无力更为相似,表现为全身型为主,且自发缓解率较低。尽管在不同研究中 JMG 缓解率不同,但与成年人相比,青少年重症肌无力具有较高的自发缓解率。停药被认为是诱发重症肌无力加重的重要因素。合并胸腺瘤、异常神经电生理结果、抗体阳性的眼肌型 JMG 患者更容易发生转化,早期免疫治疗可抑制其向全身型转化。

4. 鉴别诊断

JMG 的临床表现需与多种疾病进行鉴别,包括先天性肌病、线粒体肌病、获得性脱髓鞘性神经病、先天性肌无力综合征等。因而需要仔细对患儿进行评估,尤其是单纯眼肌型或血清阴性的患者。详细的病史询问与临床检查可以辅助鉴别诊断,如阳性家族史、出生或婴儿期起病、肌肉挛缩、基因检查、新斯的明及免疫抑制治疗无效等。新生儿短暂性肌无力可出现在出生后的数周至数月,通常被认为是由于母亲的重症肌无力抗体通过胎盘进入新生儿体内。婴儿可表现为全身肌张力减低、哭声弱、吮吸能力差、上睑下垂等,少数情况下可能出现呼吸肌无力,需要辅助机械通气。新生儿短暂性肌无力具有自限性,通常症状出现在出生后 48h,持续数周至数月后缓解。然而,极少数情况下患儿可出现持续性肌病。母亲患重症肌无力可使子女患病率增加 10 倍,也有研究认为胎儿在生长发育关键时期体内的重症肌无力抗体可引起 AChR 失活与减少,造成持续性损伤,因而被称为 AChR 失活综合征。

5. 诊断

JMG 的诊断主要根据患者的临床表现,而血清学抗体检验、神经电生理检查及药理学试验是重要的诊断依据。

(1)血清学实验室检查:血清免疫学检测是诊断 JMG 的重要依据。AChR-Ab 是重症肌无力最常见的致病性自身抗体。目前常用检测方法包括酶联免疫吸附(enzyme-linked immunosorbent assay,ELISA)、放射免疫沉淀法(radioimmunoprecipitation assay,RIPA)、双荧光标记细胞转染法。RIPA 检测为金标准,其优点为灵敏度高,可对抗体滴度进行准确定量。最近有研究提出使用免疫棒 ELISA 检测,可在 1 小时内快速得到结果,且灵敏度、特异度较高。针对 JMG 的队列研究发现,其 AChR-Ab 阳性的比例为 70%~80%(小于成年重症肌无力患者),全身型 JMG 患者中抗体阳性率更高,故大部分表现为单纯眼肌型 JMG 患者常检测为血清阴性。部分血清抗体阴性的 JMG 患者,尤其是青春期前起病的 JMG 患者,甚至可以在起病后 5 年转变为血清学抗体阳性,故针对血清阴性的 JMG 患者,应至少每 6 个月进行抗体实验室检查。针对 AChR-Ab 阴性的 JMG 患者,也可以进行 MuSK-Ab 及 LRP4-Ab 检测。在重症肌无力患者中,MuSK-Ab 阳性的比例为 5%~8%。MuSK-Ab 在青少年重症肌无力患者中阳性率较低。目前常用标准检测手段包括 RIPA 和 ELISA,双荧光标记细胞转染法较前更灵敏。有研究表明,MuSK-Ab 的 IgG4 表达水平和疾病严重程度相关。LRP4-Ab 可在 10%AChR-Ab、MuSK-Ab 均为阴性的重症肌无力患者中检测出。目前检测方法包括 ELISA、双荧光标记细胞转染法、萤光素酶免疫沉淀法等方式,其技术标准化有待进一步研究评估。另外,现在 Agrin-Ab、RyR-Ab、Titin-Ab、KV1.4-Ab、ColQ-Ab 等陆续进入研究中,但报道仍为少数。Agrin-Ab 仅在少数患者中检测到,并且与 AChR-Ab、MuSK-Ab、LRP4-Ab 同时存在,故 Agrin-Ab 阳性的患儿可能包含其他致病性抗体,用双荧光标记细胞转染法、ELISA 可检测其抗体滴度。连接素及 RyR 是组成骨骼肌及横纹肌的组分,连接素主要维持细胞弹性及肌肉收缩,RyR 是肌浆网中钙离子通道,95% 的胸腺瘤重症肌无力患者可检测出 Titin-Ab、RyR-Ab。

重症肌无力发病环节与细胞因子的产生有关,目前已逐渐发现与 Th1、

Th2、Th17、Th21 等亚群有关。其中,Th1 作为促炎细胞,分泌 IL-2、TNF-α 等细胞因子,Th2 作为抑炎细胞,分泌 IL-4、IL-6、IL-10 等细胞因子。TNF-α 主要由巨噬细胞、NK 细胞等分泌,可促进胸腺细胞增殖分化,有报道称重症肌无力症状严重程度和 TNF-α 水平相关,重症肌无力患者经治疗后其浓度下降。浆细胞的分化需通过 IL-6 作用,并且 IL-6 可诱导 T 细胞分化,既往研究发现重症肌无力患者术前使用激素可以减少重症肌无力危象,血清中 IL-6 水平下降。滤泡型辅助 T 细胞(T-follicular helper,Tfh)促进 B 细胞产生抗体,表达 CXCR5、PD-1、ICOS、Bcl-6 等表面分子。因此,检测各个细胞因子,有助于评估重症肌无力病情。

(2)神经电生理检查:在诊断神经肌肉疾病中具有重要作用,但针对儿童及青少年的神经电生理检查具有一定的技术挑战性。重复神经电刺激(repetitive nerve stimulation,RNS)及单纤维肌电图(single-fiber electromyography,SFEMG)是诊断重症肌无力的筛查方法。单纤维肌电图的灵敏性可以高达 95%,但由于需要患者进行主动肌肉收缩,很难在年龄较小的儿童中进行。使用同心针电极进行电位刺激是一种有效的替代方法,减少了对患儿主动配合的要求,灵敏度可达 92%。相比较于 SFEMG,RNS 具有较好的特异性,对 JMG 诊断同样具有重要意义。

(3)新斯的明试验:新斯的明作为 AChEI,可通过肌内注射使重症肌无力患者症状在短时间内得到明显改善,因而新斯的明试验阳性可有效支持重症肌无力的诊断,尤其对于上睑下垂、眼肌麻痹、吞咽困难症状的患者,可以显著观察到患者症状改善。然而,包括心动过缓在内的新斯的明不良反应在一定程度上限制了该试验的临床应用。对儿童、青少年进行新斯的明试验需要佩戴心电监护,且床旁配备必要的复苏抢救药品。

6. 治疗

尽管近期欧洲神经肌肉中心研究组发布了 JMG 治疗的重点与推荐,目前国际上尚没有统一的治疗标准。JMG 的管理需要一支由儿童神经科、眼科及康复科组成的综合治疗团队进行长期管理,涵盖语言管理、营养饮食管理和心理管理。JMG 的主要治疗措施包括症状性治疗、免疫抑制治疗及胸腺切除。

(1)日常支持管理:针对 JMG 患者早期启动日常支持管理具有重要意义,一方面预防疾病加重,另一方面降低使用药物的不良反应。在日常饮食和生活习惯上,适度锻炼,避免劳累,避免过度饮食造成肥胖负担。对于 JMG 患者,建立适当的阶梯锻炼方式,避免过度劳累,使机体保持良好的状态。对于 JMG 患者的管理应注意,在启动免疫抑制治疗之前,可酌情接种临床安全的水痘疫苗及灭活流感疫苗,可以预防和减少免疫抑制期间青少年病毒感染的发生。日常支持管理需注意避免让患儿使用可能会诱发重症肌无力加重的药物,如抗生素(氨基糖苷类、喹诺酮类、四环素类)、麻醉药、肌肉松弛药、精神类药物等。定期眼科随诊可帮助预防弱视的发生,同时需密切关注患儿心理及情绪状态的变化,予以正确的关心与疏导,建立克服疾病的信心。

(2)症状性治疗:AChEI 是缓解 JMG 症状的一线治疗药物。溴吡斯的明作为非选择性 AChEI,目前应用最为广泛。溴吡斯的明作用于神经肌肉接点,通过抑制 ACh 分解从而增加其与突触后膜胆碱能受体的结合。溴吡斯的明起始剂量建议 0.5～1mg/kg,每日 3～4 次;可逐渐增加到 1.5mg/kg,每日 5 次,最大剂量不超过每日 450mg。可根据患儿日常活动时间表酌情调整用药方案。溴吡斯的明具有更长的作用持续时间、更好的耐受性和更少的胆碱能不良反应,在 15～30 分钟内起效,持续时间 3～4 小时,是除胆碱能危象、MuSK-Ab 阳性之外的重症肌无力患儿的首选治疗药物。溴吡斯的明的不良反应主要是由于胆碱过量引起,包括腹痛、腹泻、唾液分泌过多、视力模糊、心动过缓、低血压等。溴丙胺太林等药物可用于缓解胆碱能的不良反应。值得注意的是,MuSK-JMG 患者对 AChEI 效果不佳,不良反应更为明显,且有可能加重重症肌无力病情。AChEI 对儿童型重症肌无力缓解率高,既往研究提示约 38.4% 的儿童眼肌型重症肌无力仅使用 AChEI 治疗可缓解。AChEI 仅为对症治疗,无法阻止眼肌型重症肌无力向全身型重症肌无力转化,且标准剂量治疗下可能加重 MuSK-Ab 阳性患儿的病情。因此,如使用 AChEI 效果欠佳,需考虑联合使用其他免疫治疗。

(3)免疫抑制治疗:目前没有关于免疫抑制剂用于 JMG 的正式指南,主要借鉴成人重症肌无力治疗的经验和专家意见。糖皮质激素对于儿童重症肌无力具有更高的缓解率,是当前最有效的免疫抑制剂,因此对于部分治疗时间长、疗效欠佳的患儿,应及时联合糖皮质激素治疗。糖皮质激素主要以口服泼尼松为主,推荐起始剂量为 0.5mg/kg,隔天 1 次,阶梯递增,最大剂量为 1.5mg/kg,隔天 1 次(最大量 100mg)或 1mg·kg^{-1}·d^{-1}(最大量 60mg)。对于单纯眼肌型重症肌无力,建议使用小剂量激素。激素使用后通常会在几周内观察到效果,但一般需要 6 个月甚至更长的时间来评估治疗剂量的全部效果。治疗目标是诱导缓解,然后逐渐减少口服激素至最低有效维持剂量。我国既往研究中,单用 AChEI 后缓解率仅 6.5%,而联合使用糖皮质激素治疗后缓解率提高至 42.8%。口服糖皮质激素起效迅速,可在治疗后 2 周内开始出现临床改善,大部分在 4~8 周内开始改善。儿童处于生长发育期,长期使用糖皮质激素可导致高血压、肥胖、胃和消化性溃疡、白内障、库欣样外观、心理障碍、骨质疏松等,为了减少使用激素的不良反应,应注意补充钙质、维生素 D,健康饮食和适度锻炼,定期进行骨密度评估。

当激素治疗效果不佳或难以承受激素不良反应时,可根据经验采用二线治疗,包括硫唑嘌呤(azathioprine,AZA)、吗替麦考酚酯(mycophenolate mofetil,MMF)、他克莫司、利妥昔单抗、环孢素和环磷酰胺等。硫唑嘌呤、吗替麦考酚酯均可抑制淋巴细胞增殖。硫唑嘌呤是嘌呤拮抗剂,主要适用中至重度重症肌无力患儿,并作为帮助减量糖皮质激素的首选药物。儿童初始剂量常为 $1mg \cdot kg^{-1} \cdot d^{-1}$,分 1~2 次口服,之后 2~4 周逐渐增加至最大 2.5mg $\cdot kg^{-1} \cdot d^{-1}$,因其起效慢,临床改善可能在治疗开始后 4~6 个月出现,药物维持需 2~3 年,开始口服药物治疗前建议完善巯嘌呤甲基转移酶血清水平或基因检测,如缺乏则使用硫唑嘌呤后可能导致白细胞减少;如过多则可能导致肝毒性。吗替麦考酚酯是次黄嘌呤单核苷酸脱氢酶抑制剂,目前儿童中研究较少,可能在 5 个月后起效,不良反应较少,主要为恶心、呕吐、腹泻、白细胞减少等。他克莫司和环孢素是一种亲环素结合剂,可与 T 细胞胞质内的亲环素结合后抑制 IL-2 细胞因子基因转录,进而抑制 T 细胞的活性及增殖。他克莫司相关研究多应用于成人,目前暂无儿童推荐使用剂量,可从小剂量逐渐增加剂量至目标血药浓度维持在 5~6ng/ml,最大剂量<每日 3mg。我国的一项开放标签试验研究结果提示,激素难治性重症肌无力患儿加用他克莫司治疗 1 年后,76.9%患儿完全停用糖皮质激素;我国另一项研究中,他克莫司加用于糖皮质激素依赖重症肌无力患儿后,80%的患儿于治疗 3 个月时病情得到改善,治疗 9 个月时有效率达 88%并保持稳定。对于难治性重症肌无力患儿,使用他克莫司可减少糖皮质激素剂量。环孢素是一种对全身型重症肌无力有效的免疫抑制剂,目前临床应用显示在服用 1~6 个月后起效,但因肾毒性等不良反应较大,

限制了其在儿童重症肌无力中的使用。

JMG 患者可定期使用 IVIg 和 PE,作为免疫抑制剂的替代选择。IVIg 作用范围广,参与免疫网络的大多数步骤。IVIg 可干扰细胞因子,抑制抗体生成,导致补体激活障碍。IVIg 常用于中重度、急性期重症肌无力患儿,且可作为常规免疫抑制剂未能达到最佳症状控制时的维持治疗方案。IVIg 的疗效与 PE 相同或相当,但在急性加重期间具有更好的安全性。青少年常用治疗剂量为 $1g \cdot kg^{-1} \cdot d^{-1}$ 并连续静脉输注 2 天;也有研究使用 $0.4g \cdot kg^{-1} \cdot d^{-1}$ 并使用 5 天,1～2 周开始起效。PE 的作用机制是直接去除血浆中包括致病性自身抗体和细胞因子在内的一些致病因子,常作为重症肌无力危象的一线治疗方案,临床使用的标准化方案包括 5 个疗程,每隔 1 天进行一次。起效比 IVIg 更快。

(4)靶向治疗

1)清除 B 细胞:利妥昔单抗(rituximab,RTX)是一种嵌合单克隆抗体,因靶向 $CD20^+$ B 细胞,发挥补体介导的细胞毒性作用,以减少循环 $CD20^+$ B 细胞数量,达到抑制体液免疫的效果。RTX 常用于重度全身型、MuSK-Ab 阳性患者,目前儿童常用剂量为 $375mg/m^2$,每周使用 RTX 1 次,持续使用 4 周,起效时间为 1～3 个月,4～6 个月后复查外周血 B 细胞水平,如升高可考虑重复使用。法国一项关于 40 例全身型重症肌无力患儿回顾性研究发现 5 例难治性重症肌无力患儿使用 RTX 治疗后 2 例明显改善,其他部分有反应。

2)抑制补体 C5 激活:依库珠单抗(eculizumab)是一种结合末端补体蛋白 C5 的单克隆抗体。2017 年,FDA 批准其用于治疗全身型重症肌无力患者。机制为抑制 C5 裂解为 C5a 和 C5b,进而减少攻膜复合物的形成。

3)清除新生儿 Fc 受体:新生可结晶片段(fragment crystallizable,Fc)受体(FcRn)是在胎盘母体滋养层细胞表达的一种 IgG 输送蛋白,在 IgG 的再循环中发挥作用。在正常血液循环中,病理性 IgG 与 FcRn 结合后可再次返回循环,以延长致病 IgG 半衰期。FcRn 阻滞剂可快速耗竭病理性 IgG,以减少补体激活。艾加莫德(efgartigimod)是一种 IgG1 抗 FcRn 单克隆抗体,2021 年获得 FDA 批准用于 AChR-Ab 阳性重症肌无力。

4)长寿浆细胞清除:硼替佐米是一种蛋白酶抑制剂,通过选择性抑制产生致病性抗体的浆细胞而减轻疾病的严重程度。长寿浆细胞是一种丢失表面分化标志物的终末 B 细胞,能够长期存活,因此其可抵抗较多常规治疗。通过体外培养重症肌无力患者胸腺细胞进行研究,结果发现使用硼替佐米可杀死胸腺细胞中的长寿浆细胞,这提示消除自身反应性浆细胞可能代表抗体介导疾病的新治疗策略。

5)细胞因子靶向清除:贝利木单抗(belimumab)是针对 B 淋巴细胞刺激因子蛋白(BLyS)的单克隆抗体,原批准使用于系统性红斑狼疮患者,作用机制主要是通过抑制 B 细胞分化为浆细胞以最终减少抗体的产生。因发现重症肌无力患者体内 BLyS 水平升高,故国外一双盲、随机、多中心研究使用贝利木单抗治疗,结果发现该药物针对全身型重症肌无力患者的临床试验效果仍存在争议,其仅对部分重度重症肌无力患者有效,对于轻度患者无明显改善,因此还需进一步研究明确贝利木单抗治疗效果。依那西普是一种重组人肿瘤坏死因子 α(tumour necrosis factor alfa,TNF-α)受体阻断剂,通过抑制 T、B 细胞的增殖而发挥作用。有研究发现 8 例使用依那西普的重症肌无力患者中,6 例患者的肌力得到改善,且减少了糖皮质激素使用剂量,这提示依那西普可能对重症肌无力有效。

(5)胸腺切除治疗:胸腺与重症肌无力的发生密切相关,尽管胸腺增生在 JMG 中并不少见,但胸腺瘤相对罕见。所有 JMG 患者应进行常规胸腺检查。胸腺瘤是胸腺切除术的适应证,然而对于没有胸腺瘤的 JMG,尽管目前国际上有一些报道称胸腺切除治疗对改善 JMG 临床症状有较好的效果,而且可以降低 JMG 患者药物治疗的需求。然而,目前在中国的重症肌无力治疗指南中,胸腺切除在 JMG 中证据不足,不作为常规推荐。

第九节　重症肌无力合并症的西医诊疗

一、胸腺瘤

胸腺位于胸骨后面,紧靠心脏,呈灰赤色,扁平椭圆形,一般分为左右两叶,大小、形态和分布差异较大,由淋巴组织构成,是人体重要的淋巴器官,其功能与免疫紧密相关。胚胎后期及初生时,人胸腺重 10～15g,随年龄增长,胸腺继续发育,青春期前发育良好重 30～40g,青春期后逐渐退化,为脂肪组织所代替,至老年仅 15g。

胸腺瘤是一种低度恶性肿瘤,生长缓慢,但有复发转移的风险,可能与 EB 病毒感染、电离辐射及遗传因素有关。流行病学显示,我国胸腺瘤的年发病率为 0.15%～0.17%,占全部恶性肿瘤的 0.2%～1.5%。据美国国家癌症研究所(National Cancer Institute,NCI)统计显示,男女发病比例基本相当,高发年龄为 40～60 岁,年龄越小,肿瘤恶性程度越高。

据临床上不完全统计,胸腺瘤患者中有 10%～45% 的患者中有重症肌无力。重症肌无力中有 10%～15% 的患者合并有胸腺瘤。胸腺瘤合并重症肌无力是胸腺瘤预后不良的重要因素。

胸腺瘤较小的时候一般不会引起明显的症状表现或者说是没有症状,很多胸腺瘤患者是仅因眼睑下垂而就诊于眼科,随病情的发展,瘤体长大到一定体积,可会压迫到邻近的组织器官,这时患者会出现咳嗽、胸痛、胸闷、呼吸困难、声音嘶哑等症状,行 X 线或胸部 CT 检查时可发现纵隔肿物阴影。肿瘤生长到一定体积时,甚至会有压迫无名静脉或有上腔静脉梗阻综合征的表现。主要临床表现为剧烈胸痛,短期内症状迅速加重,严重刺激性咳嗽,呼吸困难,心慌气短,周身关节骨骼疼痛等。另外,合并有重症肌无力的胸腺瘤患者会有眼睑下垂、全身无力、说话不清楚、吞咽困难、咀嚼乏力、喝水呛咳、复视等症状;而且胸腺瘤除了会合并有重症肌无力外,还可能合并有单纯红细胞再生障碍性贫血、低丙种球蛋白血症、肾炎肾病综合征等。合并某些综合征是胸腺瘤特有的表现。

胸部影像学检查是最重要的检查。X 线检查是发现及诊断胸腺肿瘤的重要方法;而胸部 CT 能准确地显示肿瘤的部位、大小、突向一侧还是双侧、肿瘤的边缘、有无周围浸润及外科可切除性的判断。

胸腺瘤明确诊断后,不论良性的还是恶性的胸腺瘤治疗主要以手术治疗为主,一经确诊后建议根据情况及时手术切除。若不及时手术切除肿瘤会渐渐长大,会导致肿瘤压迫邻近组织器官产生明显的症状;并且良性肿瘤也有恶变的可能。对于大多数胸腺瘤患者来说,预后还是比较好的。对于切除的恶性胸腺瘤可根据病理活检指导术后治疗,部分切除患者术后行放射治疗可缓解症状延长生存期,提高生活质量。

目前世界卫生组织将胸腺瘤分为 A 型、AB 型、B 型（包括 B1、B2、B3）和 C 型，其中 C 型胸腺瘤细胞恶性行为明显，常被称为胸腺癌。

临床上把胸腺瘤分成Ⅰ、Ⅱ、Ⅲ、Ⅳ期，主要根据它的外侵程度来分，越往后恶性程度越高。

Ⅰ期：没有外侵，包膜很完整。

Ⅱ期：周围局限性的外侵，不超过纵隔的范畴，如侵到包膜、侵到周围的脂肪组织等。

Ⅲ期：侵犯到周围的器官，甚至大血管。

Ⅳ期：转移至心包、胸膜，甚至更远处。

胸腺瘤一经诊断即应行外科手术切除，因为肿瘤继续生长增大可产生明显压迫症状，而且良性肿瘤也可能产生恶性病变。因此，无论良性或恶性胸腺瘤都应尽早切除。随着胸腔镜技术的发展，微创下胸腺瘤切除手术已在临床中广泛开展，目前胸腺瘤手术方式常分为经侧胸部三孔、经剑突下单孔等途径，达到彻底切除的要求。

部分合并有重症肌无力的患者在行胸腺切除后症状明显改善，然而并非所有患者都需要行胸腺切除术治疗重症肌无力；胸腺瘤及 18 岁以上合并有胸腺增生的全身型重症肌无力患者治疗效果不佳时建议行胸腺切除术；青少年重症肌无力切除胸腺需谨慎。胸腺癌患者一般可先通过手术切除胸腺癌，然后再进行以放疗为主的综合治疗。

总之，及时发现、早期治疗，是胸腺瘤最佳的治疗途径。大部分胸腺瘤切除后预后都尚可，所以一旦发现胸腺有占位病变，尽快就医即可，无须过于紧张。

二、甲状腺功能亢进

甲状腺功能亢进是甲状腺本身产生过多甲状腺激素所致的甲状腺毒症，简称甲亢。最常见的病因是毒性弥漫性甲状腺肿（格雷夫斯病），该病患者有不同程度的甲状腺肿大，约占所有甲亢病因的 85%。

此病以女性多见，男女之比为 1：（4～6），各年龄组均可发病，以 20～40 岁为多见。多数起病缓慢，少数可在精神创伤和感染后急性起病。典型临床表现常有易激动、烦躁失眠、心悸、乏力、怕热、多汗、消瘦、食欲亢进、大便次数增多或腹泻、突眼、手抖、女性月经稀少。少数老年患者高代谢的症状不典型,相反表现为乏力、心悸、厌食、抑郁、嗜睡、体重明显减少,也称之为"淡漠型甲亢"。

甲亢患者 1%～5%合并重症肌无力,甲亢与重症肌无力可先后或同时发生,重症肌无力可发生在甲亢病程的各个阶段(甲亢伴重症肌无力多为眼肌型,且以女性多见)。

甲亢与重症肌无力并存有一定的免疫学基础。甲亢最常见的病因是毒性弥漫性甲状腺肿。慢性淋巴细胞性甲状腺炎(Hashimoto 甲状腺炎)也可表现为甲亢。毒性弥漫性甲状腺肿和慢性淋巴细胞性甲状腺炎均属自身免疫性甲状腺疾病,而重症肌无力亦为自身免疫性疾病。

另外,甲亢亦可能直接促使重症肌无力的发生。过量的甲状腺激素可影响运动终板功能,甚至可引起其形态学改变,还可影响神经末梢线粒体内 ACh 的合成与代谢,进而降低 ACh 与胆碱能受体的结合力。

相关统计研究表明,普通人群中5%～10%的女性,2%的男性有甲状腺抗体异常。研究发现重症肌无力患者易伴发甲状腺异常,重症肌无力与甲状腺抗体水平异常具有十分密切的联系。重症肌无力患者易伴发的甲状腺疾病可能和甲状腺抗体有关,考虑甲状腺异常和重症肌无力在发病机制上存在因识别共同抗原而发生交叉免疫,且可能存在特定的调节因子。有研究结果表明,伴有重症肌无力的甲状腺疾病患者复发率更高,更容易复发;反之,重症肌无力患者临床症状随着甲状腺功能的改善而有缓解和减轻现象。可见,对于甲状腺抗体阳性的重症肌无力患者应更加注意预防出现甲状腺疾病,并定期进行血清甲状腺激素检查。

在临床治疗上,抗甲状腺功能亢进药物与肾上腺糖皮质激素联合治疗重症肌无力的临床效果较好,在早期重症肌无力治疗中可采取肾上腺糖皮质激素中剂量冲击;在后期进行小剂量的长期维持治疗,对于合并甲状腺功能亢进的患者应配合使用抗甲状腺功能亢进药物进行治疗,临床实践表现效果较好。重症肌无力患者出现甲状腺功能亢进和甲状腺功能减退较为多见,其中以甲状腺抗体阳性占比更高,可说明甲状腺抗体和重症肌无力抗体可能具有交叉免疫反应,考虑与免疫遗传机制有关联。临床治疗中,对于出现甲状腺激素异常的重症肌无力患者要进行有效干预,及时控制好甲状腺水平,避免重症肌无力危象,改善重症肌无力预后。

重症肌无力合并甲亢患者表现以下特点：第一，性别上，女性多于男性，因为女性的胸腺更加发达，免疫球蛋白水平更高，从而导致免疫反应出现差异，机体被感染时女性表现比男性更敏感。第二，年龄上，主要以儿童和青年人居多，可能是因为他们在免疫系统的发育成熟程度上存在不同。第三，发病顺序上，女性青年患者一般先出现甲亢随后出现重症肌无力，儿童则两者同时出现或者先出现重症肌无力后伴发甲亢。这可能是因为在这一发病过程中存在的调节因子导致交叉免疫而出现时间差。目前临床上研究比较多的主要是重症肌无力和格雷夫斯病。重症肌无力与格雷夫斯病的临床特征呈现正相关，称为"反see-saw"关系。研究发现，当格雷夫斯病患者的临床症状加剧时，会伴有重症肌无力特征，同时重症肌无力合并甲状腺疾病患者使用大量的甲状腺激素治疗时，其相应症状也会加重。格雷夫斯病患者与重症肌无力患者体内的 AChR-Ab 浓度和促甲状腺激素受体抗体水平变化呈正相关，当 AChR-Ab 浓度增高时，促甲状腺激素水平同时也会增加。

伴有甲状腺疾病的重症肌无力患者通常是眼肌型，而且眼肌型重症肌无力患者的甲状腺疾病发病率也比较高，这类患者都具有 AChR-Ab、促甲状腺激素受体抗体浓度较低的特点。眼肌型重症肌无力患者中 AChR-Ab 滴度比较低，虽然重症肌无力的严重程度与 AChR-Ab 滴度没有直接关系，但是在临床研究中发现，AChR-Ab 水平的降低伴随着临床症状的好转。甲状腺抗原在眼组织中也可以表达，如眼脂肪、眼外肌蛋白的一些抗原都是免疫潜在的靶点，重症肌无力伴有甲状腺疾病患者的抗原抗体的复合物可在眼组织存在。此外，眼肌型重症肌无力患者与甲状腺疾病之间有着相同的遗传学背景。因此，重症肌无力与甲状腺疾病共患的患者极易出现眼肌的麻痹可能是因为在相同的遗传学背景下，通过突触后膜及眼组织等共有的抗原发生免疫学交叉反应。

治疗甲亢合并重症肌无力时必须两病同时兼顾，如仅治疗甲亢，特别是行甲状腺次全切除术或服用放射性碘治疗后，有少数患者重症肌无力可能加重。对于患眼肌型重症肌无力（OMG）合并格雷夫斯病患者，多数情况下是分别针对两种疾病予以治疗。对于合并格雷夫斯病的重症肌无力患者，如果伴有胸腺疾病，则在用药物治疗或者甲状腺次全切除保证甲状腺激素水平正常的前提下，可行胸腺切除术。

三、系统性红斑狼疮

系统性红斑狼疮是一种累及多器官、多系统的自身免疫性疾病。该病病程迁延、反复发作、女性多发,临床表现主要有颜面红斑、发热、疲乏、关节肿痛、浆膜腔积系统性液、肾脏损伤、神经系统损伤等。病情严重程度因人而异,轻症甚至可以停药观察,严重者经过及时有效的治疗也常常可以获得临床改善。

系统性红斑狼疮的发病率为(0.3～31.5)/100 000,调整后的患病率接近甚至超过(50～100)/100 000。该病好发于育龄期女性,10%～20%的系统性红斑狼疮患者从儿童期开始起病。

系统性红斑狼疮的病因至今尚未肯定,可能与遗传、内分泌、感染、免疫异常和一些环境因素有关。在遗传因素、环境因素、雌激素水平等各种因素相互作用下,导致 T 细胞减少、T 抑制细胞功能降低、B 细胞过度增生,产生大量的自身抗体,并与体内相应的自身抗原结合形成相应的免疫复合物,沉积在皮肤、关节、小血管、肾小球等部位。在补体的参与下,引起急慢性炎症及组织坏死(如狼疮肾炎),或抗体直接与组织细胞抗原作用,引起细胞破坏(如红细胞、淋巴细胞及血小板壁的特异性抗原与相应的自身抗体结合,分别引起溶血性贫血、淋巴细胞减少症和血小板减少症),从而导致机体的多系统损害。

对系统性红斑狼疮患者,根据疾病活动度及受累器官的类型和严重程度,兼顾激素相关不良反应,制定个体化的激素治疗方案。此外,系统性红斑狼疮中长期治疗应该将激素减量至泼尼松≤每日 7.5mg 或等效剂量其他激素,并尽可能逐渐停用激素。

临床上,应根据系统性红斑狼疮疾病活动度评估结果确定激素剂量。《中国系统性红斑狼疮诊疗指南(2020 年)》推荐对轻度活动的系统性红斑狼疮患者,仅当羟氯喹或非甾体抗炎药不能控制病情时,考虑使用小剂量激素(泼尼松≤10mg/d 或等效剂量的其他激素)来控制疾病。对中度活动的系统性红斑狼疮患者采用中等剂量泼尼松($0.5mg \cdot kg^{-1} \cdot d^{-1}$)或等效剂量的其他激素进行治疗。中等剂量激素难以快速控制病情的中度系统性红斑狼疮患者,适当增加激素剂量,并可联合免疫抑制剂以减少激素的累积剂量,以降低发生长期使用激素带来的不良反应风险。对于重度活动的系统性红斑狼疮患者,推荐标准剂量的泼尼松（1mg·kg^{-1}·d^{-1}）或等效剂量的其他激素联合免疫抑制剂进行治疗。

对病情严重的系统性红斑狼疮患者，必要时使用激素冲击治疗；而发生狼疮危象的系统性红斑狼疮患者，则直接推荐激素冲击治疗。激素冲击治疗利用其非基因组效应，可以快速控制病情，有利于降低激素口服起始剂量和快速减量，而不良反应发生率并未显著增加。激素冲击治疗为静脉滴注甲泼尼龙500～1 000mg/d，通常连续使用 3d 为 1 个疗程，疗程间隔 5～30 天。冲击治疗后改服泼尼松 0.5～1mg·kg^{-1}·d^{-1} 或等效剂量的其他激素，通常治疗时间为 4～8 周，但具体疗程应视病情而定。两者均强调联合免疫抑制剂进行治疗，旨在诱导疾病缓解，并减少激素用量甚至最终停用，在病情长期缓解的同时减少激素相关不良反应的风险。

免疫抑制剂的使用可降低激素的累积剂量，控制疾病活动，提高临床缓解率，并可预防疾病复发。《中国系统性红斑狼疮诊疗指南（2020 年）》推荐对激素联合羟氯喹治疗效果不佳的系统性红斑狼疮患者，或无法将激素剂量调整至相对安全剂量以下的患者，建议使用免疫抑制剂；伴有脏器受累者，建议初始治疗时即加用免疫抑制剂，常用的免疫抑制剂包括他克莫司、环孢素 A、霉酚酸酯、硫唑嘌呤、环磷酰胺等。

免疫抑制剂的选择不仅受其自身优缺点的影响，还应根据器官受累类型、临床表现，兼顾生育要求、药物的安全性和成本等因素做出选择，同时在用药过程中注意识别和预防感染，避免长期使用带来的风险。例如，硫唑嘌呤可在妊娠患者中使用，霉酚酸酯相较硫唑嘌呤更能提高系统性红斑狼疮缓解率及降低复发率，但应在妊娠前一定时间内停用。环磷酰胺存在性腺毒性及其他不良反应，通常在系统性红斑狼疮患者存在严重并发症或其他免疫抑制剂治疗无效时才考虑使用。

羟氯喹可结合黑色素阻断紫外线的吸收，具有抗炎、免疫抑制及降低血脂水平等作用。羟氯喹在系统性红斑狼疮中的治疗地位肯定，然而随着用药时间延长，出现视网膜病变的风险也随之增加。《中国系统性红斑狼疮诊疗指南（2020 年）》强调应对系统性红斑狼疮患者出现视网膜病变高风险因素进行筛查，高风险因素包括长期服用和（或）使用高剂量的羟氯喹、伴有肝肾疾病、同时使用他莫昔芬、有视网膜或黄斑疾病史、高龄等。2019 年欧洲抗风湿病联盟

(EULAR)的系统性红斑狼疮管理指南推荐羟氯喹剂量不超过 5mg/kg,而非既往认为的最大剂量 6.5mg/kg。羟氯喹 5mg/kg 以下眼底沉积风险最小,但其能否发挥相应的疗效尚待进一步证实。特别是针对中国人群,尤其是女性体重普遍偏低,按羟氯喹 5mg/kg 计算,每日羟氯喹仅为 200～300mg,低于目前实际应用剂量。针对无视网膜病变高风险因素的系统性红斑狼疮患者,诱导期使用羟氯喹 6.5mg/kg,而在维持治疗期降低羟氯喹剂量的方式,能否兼顾用药安全和最佳疗效,需做进一步探讨。

系统性红斑狼疮患者中,针对 B 细胞的靶向治疗被证明疗效显著。《中国系统性红斑狼疮诊疗指南(2020 年)》推荐对经激素和(或)免疫抑制剂治疗效果不佳、不耐受或复发的系统性红斑狼疮患者考虑使用。

《中国系统性红斑狼疮诊疗指南(2020 年)》明确 PE 和免疫吸附在系统性红斑狼疮治疗中的应用范围。因 PE 和免疫吸附虽仅能短期改善重度或难治性系统性红斑狼疮患者的临床症状,但不能改变最终结局,因而仅作为辅助治疗措施。

IAIg 可能改善难治性或合并感染的系统性红斑狼疮患者临床结局,但应注意其证据质量极低。《中国系统性红斑狼疮诊疗指南(2020 年)》指出不恰当使用激素和免疫抑制剂、系统性红斑狼疮疾病活动度评分(SLEDAI)高、受累器官数量多及患者发病年龄轻等,是系统性红斑狼疮患者合并感染的主要危险因素。在系统性红斑狼疮治疗期间,应重视系统性红斑狼疮病情及感染风险评估,通过合理用药,结合早期识别和预防感染来减少感染等严重并发症的发生。

雷公藤制剂具有抗炎、抑制免疫等功能,治疗系统性红斑狼疮有一定疗效,但应警惕其较高的性腺毒性[发生率 17.9%(95%CI:14.1%～22.5%)],因而适用于绝经后女性或老年男性等无生育要求的系统性红斑狼疮患者。

系统性红斑狼疮与重症肌无力同时并存的可能机制:① $CD4^+$ 与 $CD25^+$ 调节性 T 细胞数量减少及功能缺陷,导致机体自身免疫抑制功能减弱,Th 细胞活化增强,B 细胞功能亢进,从而产生多种自身抗体,不仅产生抗核抗体、抗核小体抗体等多种抗体,还产生针对神经肌肉接点突触后膜上的 AChR-Ab;②NK 细胞数量减少及其功能失调。目前发现 NK 细胞不仅是先天免疫系统的重要效应细胞,而且还能通过分泌细胞因子及提供刺激信号给树突状细胞而调节适应性免疫。

第十节　重症肌无力预后

一般认为，儿童眼肌型重症肌无力与成人眼肌型重症肌无力预后不同，儿童优于成人。85%患儿以眼肌型为主，且50%在2年内有自发缓解，仅10%可发展为全身型重症肌无力。而成人眼肌型重症肌无力中50%～60%的患者最终发展为全身型重症肌无力，90%的患者在2～3年内发生，仅有约10%的患者可自行缓解。年龄＞50岁者发生全身型重症肌无力转化风险较高，免疫治疗能够减小眼肌型重症肌无力向全身型重症肌无力转化的风险。总之，眼肌型重症肌无力预后良好。AChEI可作为眼肌型重症肌无力的对症治疗，短期皮质类固醇结合长期免疫抑制剂治疗可使多数眼肌型重症肌无力患者获得充分缓解。眼肌型重症肌无力向全身型重症肌无力转化的影响因素：随着病程延长，眼肌型重症肌无力转化为全身型重症肌无力的概率呈增长趋势。此外，起病年龄、慢性疲劳程度、是否及时治疗也是眼肌型重症肌无力向全身型重症肌无力转化的重要影响因素。

晚发型重症肌无力患者中女性稍微多于男性，以眼肌症状为常见首发症状，而后会逐渐转化为全身型，一般转化时间不超过2年。重度患者是其中占据比例较高的临床分型，提示患者发病后病情威胁程度相对较高，经对症治疗后有效率接近80%，整体而言还是达不到预期效果。晚发型重症肌无力患者胸腺瘤在胸腺改变中占据比例较高，患者年龄是侵袭操作手术治疗方案的消极影响因素。晚发型重症肌无力患者可合并多种并发症，一般在2种或者以上，常见的是内科疾病，少数合并其他类型自身免疫性疾病。多种合并症在一定程度上提高了对患者的管理难度，也使得治疗方案的选择有了限制，影响预后，同时也是导致患者死亡的主要因素。为患者制定治疗方案时需要综合考虑患者病情程度、经济压力、合并疾病、治疗依从性和胸腺改变等因素，晚发型重症肌无力患者病情严重，难以通过手术方案治疗，明显提高了治疗难度；而老年人机体各个指标的变化也降低了对治疗的接受度；PE治疗受到了血流动力学及心脏疾病的影响，难以广泛展开；免疫抑制剂直接影响了患者远期预后效果，因此对该药物无使用禁忌证患者应及早应用，对急性重症型患者可用免疫球蛋白辅助治疗。综上所述,晚发型重症肌无力发病率随着年龄增加而增加,其中以胸腺瘤发生比例相对较高,存在多种并发症,通过药物治疗难以达到预期效果,对治疗反应造成直接影响的因素为年龄。

重症肌无力是一种常见的慢性疾病,对患者的身心都有很大的伤害,对治疗来说很重要,但是重症肌无力的预后也同样重要。本病的一些病例在发病后数月或数年后自行缓解;一些儿童期病例可持续到成人时期。眼肌型重症肌无力在青春期前发病者预后较青春期后发病者好,单纯眼肌型重症肌无力约 1/4患儿在最初 2 年内可有 1 次自然缓解。但以眼部症状起病者,约 80%可逐渐累及其他肌群,只有 20%患儿仅仅累及眼肌。多数病例经免疫抑制药、胸腺切除及胸腺放疗等治疗可能得以治愈。重症肌无力患儿最初几年的病死率为 5%~7%,死于重症肌无力本身者,多数病程在 5 年以内;死于继发感染者,多见于病程 5~10 年的患儿;死于呼吸功能衰竭者,常见于病程 10 年以上患儿。

重症肌无力的预后与临床类型有关:对抗 AChEI、激素等药物不敏感且不能手术者预后不佳;有合并感染(如肺部感染)和呼吸衰竭者预后不佳;合并有胸腺增大,或 Osserman 分型Ⅰ、ⅡA 型合并胸腺瘤者,能手术切除且对抗胆碱酯酶药物敏感者预后佳。Osserman 分型ⅡB 或Ⅲ型合并胸腺瘤者手术效果差;胸腺瘤有侵淫性生长,或有转移者预后不佳;病程短、药物治疗敏感者疗效好,预后佳;病程长、药物不敏感者预后不佳;经临床观察,重症肌无力与年龄也有一定关系,患者治疗时年龄<15 岁疗效明显,预后佳;>15 岁则治疗效果差,预后亦差。

年龄、Osserman 分型、病程是影响胸腺瘤合并重症肌无力患者术后预后的独立危险因素。

(1)年龄:不同年龄段的胸腺瘤合并重症肌无力患者会存在不同的临床特征。年龄越小,患者的机体新陈代谢较快,临床症状能快速缓解、改善;然而,年龄越大,其机体新陈代谢速度较慢,难以改善神经肌肉接点的损伤症状,使得肌无力症状改善不明显,进而预后不佳。由此可见,随着年龄的增大,胸腺瘤合并重症肌无力患者的术后预后会逐渐变差。

(2)Osserman 分型:主要是评估患者的重症肌无力症状,Ⅰ型和ⅡA 型患者的肌无力症状主要集中于眼肌和四肢肌力,并未累及呼吸肌;而ⅡB 型、Ⅲ型和Ⅳ型患者的肌无力症状已开始累及呼吸肌,使其呼吸肌力逐渐降低,极易出现呼吸困难。同时,这些分型患者存在一定的咀嚼功能和吞咽功能异常,极易导致呼吸道阻塞而引起术后危象,对患者预后十分不利。

(3)病程:病程不同,患者的预后也不同。若胸腺瘤合并重症肌无力患者的病程越长,其神经肌肉接点损伤程度越严重,而胸腺内的致敏淋巴细胞数量也会逐渐增多,进而出现自身免疫反应,患者的肌无力症状改善不明显。

参考文献

[1] 中华医学会神经病学分会肌电图和临床神经电生理学组.肌电图规范化检测和临床应用共识(一)[J].中国神经科杂志,2008,41(4):279-283.

[2] 常婷.中国重症肌无力诊断和治疗指南(2020版)[J].中国神经免疫学和神经病学杂志,2021,28(1):1-12.

[3] 段燕飞,郭晓红.单纤维肌电图在重症肌无力诊断预后评估中的价值分析[J].实用医技杂志,2020,27(11):1542-1543.

[4] 贾建平,陈生弟.神经病学[M].北京:人民卫生出版社,2022:415.

[5] 王培,梁文昭.重症肌无力血清相关抗体致病机制研究进展[J].中风与神经疾病杂志,2021,38(11):1050-1053.

[6] 李斌,刘曼,宋晓文,等.MuSK抗体阳性重症肌无力研究进展[J].中国医学创新,2021,18(15):177-180.

[7] Yan M, Xing GL, Xiong WC, et al. Agrin and LRP4 antibodies as new biomarkers of myasthenia gravis[J]. Ann NY Acad Sci, 2018, 1413(1): 126-135.

[8] Lazaridis K, Tzartos SJ. Autoantibody specificities in myasthenia gravis, implications for improved diagnostics and therapeutics[J]. Frontmmunol, 2020, 11: 212.

[9] Skeie GO, Mygland A, Treves S, et al. Ryanodine receptor antibodies in myasthenia gravis: epitope mapping and effect on calcium release in vitro[J]. Muscle Nerve, 2003, 27(1): 81-89.

[10] Baron RL. Computed tomography of the normal thymus[J]. Radiology, 1982, 142: 121-125.

[11] 李宇鸿,何前松,郭青,等.基于数据挖掘探讨治疗眼肌痉挛的针灸取穴规律[J].贵州中医药大学学报,2022,44(2):57-61.

[12] 司肖曼,李富慧.120例动眼神经麻痹患者的病因及临床特点分析[J].广州医药,2023,54(2):75-78.

[13] 拉比·N.塔维尔,沙南·韦南斯.简明神经肌肉疾病学[M].天津:天津科技翻译出版有限公司,2013.

[14] 中国免疫学会神经免疫分会.中国重症肌无力诊断和治疗指南(2020版)[J].中国神经

免疫学和神经病学杂志,2021,28(1):1-12.

[15] 沈发秀,笪宇威.甲氨蝶呤治疗重症肌无力临床研究进展[J].中国神经精神疾病杂志, 2020,46(5):308-310.

[16] 中国免疫学会神经免疫分会.静脉注射人免疫球蛋白治疗神经系统免疫疾病中国指南 [J].中国神经免疫学和神经病学杂志,2022,29(6):437-448.

[17] 王可,徐鹏,张影,等.重症肌无力治疗的中外指南对比及解析[J].实用医学杂志, 2022,38(8):917-922.

[18] 伏瑞红,石正洪.乙酰胆碱受体抗体阳性重症肌无力新型治疗药物的应用研究进展 [J].山东医药,2022,62(29):107-111.

[19] 京津冀重症肌无力联盟.重症肌无力外科治疗京津冀专家共识[J].天津医药,2020,48 (4):327-332.

[20] 黄玲.重症肌无力危象的防治研究进展[J].疑难病杂志,2019,18(12):1288-1292.

[21] 吴慧,朱雯华,刘华,等.重症肌无力与妊娠[J].中国临床神经科学,2014,22 (6):672-676.

第二章
重症肌无力的中医诊疗

第一节　重症肌无力的中医辨证思路

一、中医对重症肌无力的认识

重症肌无力在传统中医没有对应的病名,根据其症状表现,可归属"睑废""睢目""视岐""头苦倾""声喑""舌痿""虚劳"范畴。早在《黄帝内经》就有对痿证病机的相关论述,提出"阳明虚,则宗筋纵,带脉不引,故足痿不用也",并提出了"治痿独取阳明"的治疗大法。《临证指南医案》曰:"肝肾肺胃四经之病"。肺通调布散津液,热伤肺津,则"肺热叶焦",津液不布,不能布送津液以润泽五脏,遂成四肢肌肉筋脉失养,痿弱不用,发为本病。此即"五脏因肺热叶焦,发为痿躄"(《素问·痿论》)之谓也。再者,肺中津液不布,聚湿生热,则湿热浸淫经络,气血不运发为本病。肝藏血主筋,肾藏精生髓,肝肾亏损,髓枯筋痿。肝血不足,肾精亏虚,肝不主筋,肾不主骨,髓枯筋痿,肌肉也随之不用,发展为重症肌无力。《脾胃论·脾胃虚弱随时为病随病制方》曰:"夫痿者,湿热乘肾肝也,当急去之,不然则下焦元气竭尽而成软瘫",就是指这种情况。脾胃受损,脾胃既不能运化水谷以化生气血而精血不足,也不能转输精微,五脏失其润养,筋脉失其滋煦,故发展为重症肌无力。而津生于胃、脾,气血精微生化不足,脾、胃为后天之本,气血生化之源,五脏六腑,四肢百骸赖以温煦滋养。《医宗必读·痿》所云:"阳明者胃也,主纳水谷,化精微以滋养表里,故为五脏六腑之海,而下润宗筋……主束骨而利机关""阳明虚则血气少,不能润养宗筋,故弛纵,宗筋纵则带脉不能收引,故足痿不用"。陈无择对《黄帝内经》中"五脏使人痿"的病因病机

72

做了概括和发展,指出人之五体(筋、脉、肉、皮、骨)内属于五脏,"若随情妄用,喜怒不节,劳佚兼并"则使五脏精血耗伤,不能濡养五体,使其无法正常活动,而致痿躄。他还直接提出"柔风、脚气皆外所因,痿躄则属内脏气不足之所为也",将痿证与类症柔风、脚气相鉴别。

1. 从肝论之

肝主筋,五行属木,主升主动,肝藏血,主疏泄。《素问·五脏生成》中有"肝受血能视",肝藏血,为罢极之本,从经络循行来看,足厥阴肝经和目系相连,肝开窍于目,肝中精血循经上注,滋润濡养眼目,双目才能保持正常状态。若肝藏血功能失调,肢体经络受损,宗筋失去滋养,则会出现胞睑下垂、复视、肌肉软弱无力等症状。所谓"伤于风者,上先受之",肝风上扰,也会导致眼睑上抬无力。此外,肝脏可以疏泄气机、调畅情志。若情志不调,肝气郁闭于内,血液运行受阻,肝血亏虚不能养目,导致眼睑下垂及复视。同时,肝强乘脾,肝木攻克脾土,脾脏受损,导致气血生化不足,筋肉滋养不能,则见四肢痿软无力等症。若肝气亏虚,疏泄不能,气血津液的正常运行受阻,导致痰浊、瘀血阻滞经络,出现肢体软弱不用及运动障碍。再者,肝肾同源,肝血不足时肾精也会亏虚,水不涵木,肝阳亢盛,炼液为痰,肝风内动,风痰闭阻经络,气血运行不畅,导致肌肉筋脉失养而瘦削无力。因此,从肝辨治应采用"木郁达之"的治则,注重疏肝理气,积极调畅情志。只有保持气机顺畅,肝脏才能正常发挥功能,痰浊才可消退,瘀血也可散去,经络畅通无阻,筋肉才能得到滋养,从而使痿证得治。同时,临床治疗还应注重培土疏肝、滋补肝肾,从而舒筋强骨,有效缓解病症。

2. 从心论之

心主血脉,主藏神,为君主之官。若血脉不畅通,血液运行受阻,不能濡养筋脉肌肉,则出现肢体弛缓无力。气为血之帅,血为气之母,气虚则运血无力,血运无力则停滞成瘀,气血瘀阻不畅,经络阻塞不通,经气运行不利,四肢失其濡润滋养,发为痿证。正所谓"心气热,则下脉厥而上,上则下脉虚,虚则生脉痿,枢折挈,胫纵而不任地也",若心气过盛,气血上涌,则下脉空虚,下肢失于濡养,出现肢体痿软无力,可见心气热是痿证的重要病机之一。另外,《儒门事亲》曰:"痿之为状……由肾水不能胜心火,心火上烁肺金,肺金受火制,六叶皆焦,皮毛虚弱急而薄者,则生痿躄"。心为君火,心火上炎,上灼肺金,肺热津伤,五脏失去滋养,导致痿证的发生。因此,从心论治要重视益气养血、活血行瘀的治则,酌情配合补血养血、活血通脉之品,使脉络通畅,血运无阻。若出现心火上炎之证,应及时清心降火,肢体筋脉得到濡养,才能使肌肉健壮、活动有力。

3. 从脾论之

脾、胃作为后天之本,是气血生化之源。脾主肌肉,脾脏运化水谷精微可供养人体,从而使肌肉丰满、四肢灵活。《灵枢·本神》中有"脾气虚则四肢不用",脾气亏损,气血生化乏源,肢体、肌肉、筋脉失养,导致周身乏力、四肢瘫软及肌肉萎缩。睑为肉轮,脾司眼睑之开阖,脾虚则清阳不升,眼睑托举无力,出现眼睑下垂。李东垣是"补土派"的创始人。他认为本病湿热致病,主证在于肺,但其根本在脾、胃。这是因为痿证常好发于夏秋之际,此时湿热最盛,脾虚不能运化水湿,使湿热蕴结人体内,湿性重浊趋下,故常侵犯大肠,导致大肠传导失司。大肠与肺互为表里,故肺肃降的功能失职,使肾水不能生化,日久则导致肾阴虚,且肾主骨,骨不强则发为痿证。脾为气机升降之枢纽,脾气主升,脾气虚可导致运化水谷精微的能力减弱,四肢充养不能,出现倦怠乏力、痿软无力的症状,还会使肾脏的先天之精更加亏虚,造成机体元气不足。再者,脾胃功能受损,不能运化水湿,湿浊内聚成痰,痰湿滞于经脉,出现肢体筋骨失养、肌肉瘦削的症状。此外,脾土喜燥恶湿,外来湿邪侵袭经脉,营卫运行不畅,或饮食不节,过多食用肥甘辛辣之品,损伤脾胃,导致湿热内生,浸淫经脉,气血运行不畅,筋脉失去濡养而出现痿证。因此,若人体出现脾胃虚弱,治疗上应采用甘温滋养之品,顺应脾脏升清的特点,注重补中益气、健脾运中,使清阳布散四肢,精微充养人体。若兼有湿热内盛,应注重清利湿热;出现痰浊上逆,应注重祛湿化痰之法。若脾虚及肾,应注重脾肾同补。

4. 从肺论之

肺主气,朝百脉,肺主一身之皮毛。张子和云:"大抵痿之为病,皆因客热而成……总因肺受火热叶焦之故,相传于四脏,痿病成矣。"若温热毒邪侵袭人体,或热病之后余邪未尽,肺热叶焦,热邪伤津耗气,肺阴亏虚,津液输布失常,不能滋润五脏及肢体筋脉,导致筋脉失养出现痿弱不用、运动无力的症状。此外,《素问·经脉别论》说:"饮入于胃,游溢精气,上输于脾,脾气散精,上归于肺。"肺主气,可助全身精微正常敷布,若肺脾两虚,水谷精微不能输布四肢筋脉,机体充养不能,故而出现消瘦枯萎、四肢无力及行动障碍。接着提出"肺金燥"乃是本病的病理。刘河间首先为痿证下了定义,认为"痿,谓手足痿弱、无力以运行也"。朱丹溪在论治痿证方面另辟蹊径,认为痿证的主要病机是"阴虚湿热",并根据"诸痿生于肺热",提出"泻南补北"的治疗大法。在清热燥湿之中再以补肝肾、强筋骨,并用虎潜丸治疗本病,且沿用至今。刘河间将腠理称为"玄府",并明白地提出了玄府是气与津液代谢运行的通道,人体正常的生理功能为"气液宣通"。只有玄府通畅则气与津液运行没有阻碍,四肢百骸皆能得到濡养,从而人的正常生理功能得以保证。例如,玄府闭塞不通或通行不畅,易出现四肢萎废不用的病证。由此可见,肺热津伤、肺脾两虚是重症肌无力发病的重要病机。因此,针对肺热津伤之证,治疗上应以清热润燥、养阴生津为主,多采用味甘润养之品来滋润肺阴。若出现食欲减退,口干咽干,则提示胃阴耗伤,宣肺的同时应加强益胃养阴之力。若出现肺脾两虚,在补肺时施以健脾之法,补益人体气血,提升人体一身之气,使肌肉得充,筋脉得养。

5. 从肾论之

肾藏精,主骨生髓,肾主纳气,为先天之本,肾中阴阳可濡养和温煦全身脏腑经络,是人体生命活动的根本。所谓精血相生,若肾中精气亏虚,血液化生不足,则骨髓生成不足,筋脉失去滋养导致腰膝酸软、发育迟缓。《素问·灵兰秘典论》云:"肾者作强之官,伎巧出焉。"肾脏虚损则骨失所养,机体动作失去灵活,甚或痿软不能用。瞳仁属肾,若肾精不足,目失所养,出现复视、斜视等症。若肾不纳气,容易导致大气下陷,四肢瘫软不能用。张子和对痿证的治疗有独特的见解。他认为本病的发生是因为肾阴不足,肾水不能上承而制约心火,进而心火灼伤肺金。肺合皮毛,肺热则皮毛虚弱,发展为痿证。他更是直接提出"痿者无寒"。他继承《黄帝内经》中"治痿独取阳明"的理论,认为胃是水谷之海,人以胃气充足为根本,胃气足则能生精气,精气盛则骨髓充,骨髓充则能行步。他是"攻下派"的创始人,所以他主张治疗本病以攻阳明之实为主,故用下法,邪去则宗筋润。同时,脾和肾作为人体先天和后天之本,可相互资生、相互影响,两者相辅相成。若脾胃运化水谷精微的能力减弱,则肾中精气充养不能,而肾脏藏有命门之火;若肾阳亏虚,不能温煦脾土,则水谷精微输布失常,不能充养肢体,导致四肢酸软无力、行动不利。此外,若痿证久病不愈,出现肝肾阴虚,虚火内炽,津液亏耗,血液瘀滞,脉络不畅,会进一步加重病情。因此,从肾治疗应着重填补肾精,脾胃虚弱时施以脾肾同补之法,从而增强补中益气、养骨生髓之力,使肌肉更加壮实,四肢活动更加灵活。若出现肝肾亏损、阴精不足之证,应重视补益肝肾、滋阴清热,从而强壮筋骨。

现代医家在前人的基础上,对重症肌无力的病因、病机进行了总结归纳。邓铁涛教授[1]从脾胃论治本病,脾气虚则无力运化水谷,气血生成不足,肌肉属脾所主,肌肉失于濡养而出现肌肉无力。日久损及五脏,肝损则肝血不足,目窍失养引起复视、斜视;肾损可伤胃关,引起吞咽困难;肺肾俱损,可致言语不清,甚至气息断续,若心损则心悸、失眠。刘友章教授[2]在结合岭南地理位置的同时,结合患者症状,认为本病的病机以脾虚为本,湿热为标。治疗应在重视健脾益气的同时,兼用清热化湿。湿热祛其大半,则健脾本固。况时样教授[3]认为本病脾肾亏虚为主,兼夹湿浊、瘀血及气血亏虚等标证。肾是一身阴阳之本,五脏六腑的功能均依赖肾阴肾阳的滋养。若肾气不足,四肢百骸失于滋养,则出现筋骨及肌肉痿软,体倦乏力。"脾阳根于肾阳",脾气亦依赖肾气的温煦,而肾精亦依赖水谷精微的充养,所谓"元气非胃气不能滋之"。一脏之虚损,必累及另一脏,终致脾肾亏虚,筋骨肌肉失于滋养,宗筋弛纵,发展为重症肌无力。《素问·上古天真论》所谓"肝气衰,筋不能动"。肝血不足,筋失濡养,则肌肉无力,因此认为肝不主筋是重症肌无力的重要病机。但在这众多的病机中,医家认为重症肌无力的本质仍是以脾胃虚损为本,治疗应以益气健脾为基本原则。

所以,中医学认为重症肌无力的病位在筋、肌、脉、肉,本乎五脏之虚损。重症肌无力是由五脏内伤,精血受损,肌肉筋脉失于滋养所致,与肝、肾、肺、脾、胃关系最为密切,而不是单单一脏的损伤。

二、李庚和教授对重症肌无力的治疗经验

李老认为重症肌无力的临床表现为部分或全身骨骼肌无力,以眼外肌受累最为常见。重症肌无力的本质在于"脾肾虚损",其病位在"肌肉",症状为"无力"。基于此,李老提出了"治痿不必独取阳明",而是以"脾肾学说"为指导,以培补脾肾为治则治疗重症肌无力。脾为后天之本,气血生化之源,脾主肌肉,脾虚则气血乏源,肌肉失养,故见四肢乏力、肢体不耐疲劳。正如《灵枢·本神》曰:"脾气虚则四肢不用"。《难经·十六难》载:"怠惰、嗜卧,四肢不收,有是者脾病也"。脾气主升,上眼睑属脾,脾虚气陷升举无力则见上睑下垂。肾为先天之本、元气之根,藏精生髓。禀赋薄弱则肾气亏虚。随着重症肌无力的病情发

展,脾脏虚损可累及肾。肾主纳气功能失司,吸气深度变浅,则见气短、语言鼻音重,甚至呼吸困难之危象。肾主藏精生髓,肾精亏则精血难生,无法上注于目,故见复视、视物不清的眼部症状,正如《灵枢·大惑论》所言:"精散则视歧,视歧见两物。"肾气亏虚,命门真火难以维持,各脏腑气化功能与水液代谢紊乱,继而出现其他脏腑诸多问题。肾又为气之根,肾气不足可致乏力气短。重症患者出现呼吸危象即肾之纳气功能受损所致,所以脾肾虚损是重症肌无力发病的重要病机。

三、重症肌无力的辨证分型

重症肌无力至今为止还没有统一的辨证分型标准,众说纷纭。周仲英等主编的《中医内科学》将本病分为肺热津伤、湿热浸淫、脾胃虚弱、肝肾亏损及脉络瘀阻 5 型。孙怡等主编的《实用中西医结合神经病学》将本病分为脾胃气虚、脾肾阳虚、肝肾阴虚及气血两虚 4 型。刘亦选等主编的《中医内科学》将本病分为脾胃虚损、脾胃虚损兼脾肾阳虚、脾胃虚损兼脾肾阴虚 3 型。《中医临床诊疗术语证候部分》根据临床辨证将本病分为脾气虚弱、脾肾亏虚、肝肾不足 3 型。1995 年卫生部颁布的《中药新药治疗重症肌无力临床研究指导原则》结合临床将其分为中气不足、脾肾两虚、气阴两虚、气血亏虚和气虚血瘀 5 型。王永炎等主编的《临床中医内科学》将其辨证分型为脾气虚弱、脾肾气阴两虚、脾肾阳虚、气血两虚、痰浊阻滞、湿热浸淫、肝肾阴虚、肾气浮越和肺虚痰壅 9 型。总而言之,重症肌无力辨证分型方法多以脏腑辨证为主,并与气血阴阳辨证和病因辨证相结合,后续辨证分型还需要更大样本的临床研究来确定。

第二节　重症肌无力中医综合治疗

一、中药汤剂

从脾胃虚损论治,本病主要是由于受情感刺激,或外邪所伤,或先天不足、后天失调,或失治、误治,或病后失于调养,致使脾胃气虚,渐而积虚成损。邓铁涛教授[4-6]提出"脾胃虚损,五脏相关"理论,主张脾胃虚损是重症肌无力的主要矛盾,延及五脏而出现临床症状,治疗上以重补脾胃、兼治五脏、多元调治为原则。故立"重补脾胃,益气升陷,兼治五脏"为治疗大法,基础方为黄芪、党参、白术、当归、柴胡、升麻、甘草,随症加减,疗效确切。在补中益气汤的基础上,自拟强肌健力饮[7],重用黄芪。其弟子遵循邓老学术思想及经验,又在临床实践中积累了各自经验,均取得较好成果。如邓中光教授[8]基于对邓老学术思想的继承,治疗以补气升陷为基础重用补气药,同时注重顾护阴液,取得一定的临床疗效。

裘昌林教授[9-10]认为重症肌无力的主要病因为先后天不足,元气虚衰,病位主要涉及脾、肾、肝三脏,脾气亏虚贯穿整个病程,治疗上主张益气健脾,在补中益气汤的基础上创制益气健脾补元汤,同样重用补气药[11]。曹洪欣[12]认为重症肌无力的主要病机为脾胃气陷,清阳不升,宗筋失养。李广文[13]认为重症肌无力的关键病机为脾胃气虚,确立健脾益气的治疗法,自拟益气健脾方临床疗效显著[14]。陈国中等[15]主张重症肌无力的病机为脾胃虚弱,清阳下陷,提出以补气升提为主要治法。李声岳[16]认为脾胃气虚、中气下陷为本病的发病关键,组方葛根举陷汤临床疗效显著。健脾益气法治疗重症肌无力临床证实疗效显著[17],且有研究[18-19]证实补中益气汤通过药物间互相作用调节体液及细胞免疫,抑制 AChR-Ab 的产生。

1. 从脾肾虚损论治

张静生教授[20]在继承和总结前人经验并结合自身临床实践的基础上,认为脾肾亏虚贯穿重症肌无力整个病程,脾肾亏虚、气血不足、肢体肌肉失养为基本病机,治疗上主张在补益脾肾的基础上辨证论治,提出补脾益肾、升举阳气的治疗原则,创立复方黄芪方(黄芪、白术、枸杞子、山茱萸、沙参、太子参、当归、升麻、枳壳)加减,并在临证中,根据患者年龄、体质、性格、患病时间和兼证的不同加以调整,对Ⅰ、Ⅱ型重症肌无力均有疗效[21-23]。且有研究[24]发现,复方黄芪方通过调节辅助性T细胞,抑制B细胞特异性免疫应答来纠正重症肌无力异常的免疫功能。李庚和教授[25]认为重症肌无力属于"虚劳"范畴,发病责之于脾、肾两脏,主因脾肾亏虚而起,强调培补脾肾法。所用强力方能调节细胞免疫,且疗效肯定[26]。马耀茹等[27]认为重症肌无力病机关键在于脾肾不足,且与肝、肺有关。张怀亮教授[28]认为本病多由脾肾虚衰所致,创立六法辨治均从脾、肾论治。杜雨茂[29]认为重症肌无力基本病机是脾气虚弱、肾精亏损,治疗上强健脾补肾,各有侧重。补益脾肾法在治疗重症肌无力上取得较佳的临床疗效[30]。

2. 从肝论治

部分医家认为重症肌无力应责之于肝,并取得一定临床疗效。尚尔寿教授[31]认为痿证的病位在肝,病因为风(内风、外风),病机主要为肝肾亏虚、精血不足致肝风内动、筋脉痿废。他主张从肝风论治,擅于补益肝肾、平肝息风、搜风通络,自拟复肌宁方[32],临床疗效显著。项宝玉[33]在总结尚老经验的基础上结合自身临床经验,进一步论证了重症肌无力病位在肝,认为肝为罢极之本,主筋,肢体软弱无力是筋弱的表现。李家庚[34]认为肝藏血主筋,肝血不足,宗筋失养痿软无力,精血同源,肝血不足则肾精亏虚,水不涵木,肝阳偏亢灼津为痰,肝风挟痰阻滞经络,气血痹阻,肌肉筋脉失养而瘦削无力。

3. 从五脏相关论治

孙慎初教授[35]将重症肌无力归属为虚证,并分为眼肌型和全身型。前者主要是中气不足,治疗以补中益气为主;后者尚有肺肾虚损,临床治疗时多补益脾气兼滋补肺肾为原则。王宝亮教授[36]认为,重症肌无力发病早期多以肺脾气虚为主;中期气血津液聚而为痰,阻滞络脉,气血运行愈发不畅,筋脉失养;后期常累积肝、脾、肾三脏,多表现为脾肾阳虚或肝肾阴虚,治疗上应以补脾益肾、升阳举陷为本,兼调养他脏。王新陆教授[37]认为重症肌无力多责之于脾胃气虚、肝肾亏虚和肝风扰络,支持调肝理脾益肾的治疗法。王永生[38]认为重症肌无力当归属为痿证,发病初期多因脾胃虚损,日久则肾气不足,阴阳失调。

4. 从湿浊论治

况时祥等[39]提出重症肌无力应从"湿毒"论治,认为五脏虚损虽为重症肌无力发病之根,然五脏虚损多与"毒邪"有关。他主张扶正祛邪是重要治则。刘友章[40]认为重症肌无力以脾虚为本,湿热为标,治疗上强调补脾益气的同时兼清热化湿。谭子虎[41]认为"痿病"可因脾胃亏虚致病,与肝肾虚损有关,亦可因实证湿邪浸淫,致气血不运而致。病机可归为脾胃虚损,精微不布,肝肾不足、髓枯筋萎,湿邪浸淫、气血不运。眼肌型重症肌无力主要因脾气亏虚,痰瘀阻络,精不上承所致,全身型重症肌无力则以脾胃亏虚湿邪为患,自拟益气除湿方,临床效果显著。

5. 从经络论治

吴以岭[42]指出"奇阳亏损,真元颓废,络气虚滞"为本病发病机制,奇阳亏虚,八脉失养,真元颓废,阳虚无力鼓动,十二经脉失约,血液运行散乱,经络瘀滞,肌肉失养,致肌肉弛软无力。制定温阳扶元、振颓通络为治疗方案,并研制重肌灵制剂[43]应用于临床起效显著。江岸等[44]认为"督脉不振、脾肾亏虚"是重症肌无力的关键病机,督脉虚损致脉气失调,元阳不达四肢,脏腑功能不全,气血生成不足,均可致肌肉筋脉失养,四肢痿软。他提出通督调神、补益脾肾为本病的主要治则。严攀等[45]主张督脉失和是重症肌无力发病的经络学基础,通调督脉是治疗重症肌无力重要途径。江花等[46]认为重症肌无力病机关键在于经隧不畅,玄府郁闭,神机不遂,以致神机失用而出现肌肉痿弱弛缓,治疗上善用风药以通玄达神,取得不错的临床效果。

二、治疗重症肌无力常用中药总结

黄芪味甘,性温,归脾、肺经。善补中益气,主治气虚下陷,具有"补虚"的作用,因而有"补药之长"之称,为当代医家治疗痿证常首选黄芪作为君药。黄芪可增强免疫力、修复损伤、防止基因突变、防止动脉粥样硬化等多种优势。

党参味甘、微酸,性平,归脾、肺经。补中益气,健脾益肺。因其党参性平和,不如人参大补猛烈,价格较人参低廉,目前通用党参代之。现代药理研究表明,党参含有丰富的糖、脂肪、蛋白质、挥发油、维生素 B_1、维生素 B_2,以及多种人体必需氨基酸、微量元素等。其主要化学成分为多糖类、黄芩素葡萄糖苷、酚类、甾醇、黄酮类、党参皂苷及微量生物碱、三萜类化合物及植物甾醇类、齐墩果酸、磷脂类、胆碱、苍术内酯及菊糖等,对神经系统有兴奋作用,能增强机体抵抗力。虽然其补益脾气之功不及人参,但其味甘,性平,价格较人参有优势,故临床常用党参代替人参部分功能。

白术味甘、苦,性微温,归脾、胃经。补益中气,健脾和胃、燥湿利水、止汗、安胎。主要成分含挥发油、苷类、氨基酸等,其中主要为苍术醇,另含有白术酮、维生素 A 等成分,能镇静,强壮机体,减少重症肌无力发病。

升麻味辛、微甘,性微寒,归肺、脾、胃、大肠经。发表清热,透疹,解毒,升阳。其主要含升麻碱、皂苷、鞣质、醇类等,具有抑制氧化引起的肠管痉挛的作用,还可抑制心脏收缩,降低血压,减慢心率等。

陈皮味辛、苦,性温,归脾、肺经。理气健脾、燥湿化痰。有效成分含陈皮素、橙皮苷素、挥发油等,具有增强心肌功能;陈皮生物碱可升压,抗氧化,促进代谢。另外,陈皮可扩张支气管对抗胆碱能危象引起的呼吸肌麻痹等。

当归味甘、辛,性温,归肝、心、脾经。补血,活血。本品含中性油成分、酸性油、挥发油成分等可明显抑制心肌收缩,扩张冠状动脉,降低心肌耗氧等。《日华子本草》认为其主治一切风、血、老,养新血、破恶血及主癥癖。

柴胡味苦,性平,无毒,归肝、胆经。《本草纲目》云:"久服可以轻身,聪耳明目,精力旺盛,益精,除胃中烦热,各种痰热结实,宣畅气血。"其有效成分为柴胡皂苷等,可解热镇痛镇静、抗炎、促进蛋白质合成及修复、增强机体免疫功能、促进新陈代谢。

甘草味甘,性平,归心、肺、脾、胃经。补益,和中,调和药性。其有效成分为氨基酸、三萜类、生物碱、黄酮类、微量元素等,对心脏具有双向调节功能,能够抗炎,具有防止胃肠溃疡、调节机体功能及药物的不协调性等作用。

仙茅味辛,性热,有毒,归肾、肝经。温肾壮阳,祛寒除湿。其主要成分为三萜型化合物、糖苷、甾醇、黄酮醇苷多糖苷类等,能增强免疫力,特别是可以激发机体的阳气,促进雄激素分泌、调节生殖内分泌、抗炎、抗氧化、镇静、抗惊风等作用。

淫羊藿味辛、甘,性温,归肝、肾经。强肾壮阳,祛风除湿。现代药理学研究认为淫羊藿能调节机体内分泌系统机能,增强蛋白代谢更新速度,调节细胞功能等,均对重症肌无力的治疗起到不同程度调节作用。

三、针灸方法

1. 针刺穴位选择

针灸治疗重症肌无力选穴思路,主要有局部取穴、远端取穴、辨证取穴及对症取穴等。在治疗上,《黄帝内经》提出"各补其荥而通其俞,调其虚实,和其逆顺;筋、脉、骨、肉,各以其时受月,则病已矣。"西晋皇甫谧在《针灸甲乙经》中提出了治疗痿证的具体方法:"足缓不收,痿不能行,不能言语,手足痿躄不能行,地仓主之。痿不相知(一云身重骨痿不相知),太白主之。痿厥,身体不仁,手足偏小,先取京骨,后取中封、绝骨皆泻之。痿厥寒,足腕不收,蹙坐不能起,髀枢脚痛,丘墟主之。虚则痿蹙坐不能起,实则厥,胫热肘痛,身体不仁,手足偏小,善啮颊,光明主之"。《黄帝内经》中"治痿独取阳明""太阳为目上纲,阳明为目下纲"等为针灸治疗此病提供了重要理论依据。《难经》对《黄帝内经》中有关痿证的理论有了进一步的发展,对奇经论治有了进一步的补充和发展,提出了阴跷脉、阳跷脉与阴维脉、阳维脉在疾病中的重要作用。《难经·二十九难》有云:"阴跷为病,阳缓而阴急;阳跷为病,阴缓而阳急",对痿证中肢体拘挛筋急、弛缓不收、眼睑下垂等症状的发病原因做了论述。"阴阳不能自相维,则怅然失态,溶溶不能自收持",则提出痿证中肢体运动不相协调症状的发病原因与阴、阳维脉密切相关,临证需要辨证取穴。

2. 阴跷阳跷取穴

申脉为足太阳膀胱经之交会穴,通于阳跷脉,可舒筋活络,清头明目,且足太阳经入络脑而补益脑髓,照海为足少阴肾经之交会穴,通于阴跷脉,可滋肾以生精补髓充脑而明目,且阴、阳跷脉主一身左右之阴阳,交会于目内眦,司眼睑开合,故以补法针刺申脉、照海穴,使一阳一阴相配而填精益髓,调和人体之阴阳平衡。按经络学理论,上睑为太阳经所主,目外眦及眉上均属少阳经脉所行之处,故取阳白(足少阳经)、攒竹(足太阳经)及丝竹空(手足少阳之会),三穴均向鱼腰部透刺,以宣通病变局部气血,增强和改善眼肌的功能,有直达病所之功能;督脉入络脑,神庭、囟会、前顶、百会用补法可通督脉、调脑神、补脑髓,同时百会穴为各经脉气会聚之处,又于阳中寓阴,故能通达阴阳脉络,升阳举陷;四白穴为足阳明经穴,本经多气多血,经气充沛,故用补法可使目明而眼部肌肉得以濡养;列缺为手太阴肺经之络穴,肺为华盖,主一身之气,气足则血充,血足则生精,精生则脑髓充;三阴交为足三阴经交会穴,能补脾益肾,使脑髓充,筋肉荣。临床中根据患者兼证之不同,予以相应配穴,肝气郁结可泻太冲,睡眠障碍可配内关、神门,汗出可配复溜、交信,痰浊配丰隆等。

3. 局部取穴

局部取穴中,眼肌型重症肌无力多取眼周穴位如攒竹、四白、承泣、睛明、阳白、瞳子髎、丝竹空、太阳、鱼腰、印堂、球后、神庭、头维、头临泣等,不仅包含了眼周循行,还包含了足太阳膀胱经、足少阳胆经、手少阳三焦经、足阳明胃经、督脉上的经穴;另外,包含经外奇穴及部分经验穴。而全身型重症肌无力则因症状多变,头颈部选取督脉的百会、大椎、上星,足少阳胆经的风池、完骨,足阳明胃经的下关;上肢部选取手阳明大肠经的合谷、曲池,手少阳三焦经的中渚、外关,手厥阴心包经的内关和手少阴心经的神门;下肢部选取足阳明胃经的足三里、丰隆、陷谷,足少阳胆经的光明,足少阴肾经的照海、复溜、太溪,足太阳膀胱经的申脉,足厥阴肝经的太冲,足太阴脾经的阴陵泉、三阴交等;背部选取足太阳膀胱经的肝俞、脾俞、肾俞等。辨证取穴及对症取穴从选穴上看与远端取穴类似,但在选穴的理论依据上与远端取穴不同,辨证取穴更多的是先进行经络辨证或脏腑辨证,辨明所病的经络脏腑后,再选择对应经络上的穴位,随证治之。背俞穴,一般指腰背部的膀胱经第一侧线上的部分腧穴,大致按照脏腑位置而上下排列,被认为是脏腑之气输注于背腰部的所在。古代医籍对背俞穴的认识也是逐步加深和发展的,自《灵枢·背俞》专门论述背俞穴,介绍了五脏背俞穴及膈俞的名称及位置。《素问·气府论》则提出了六府背俞"六腑之俞各六",但未列出其名称和位置。《脉经》中以表里脏腑为配对,系统地提出了"肺俞"等10个背俞穴的名称和位置。因为与相应五脏的体表投影邻近,五脏背俞穴可治疗相应的内脏病症。《素问·长刺节论》云"迫藏刺背,背俞也""腧穴所在,主治所及"。背俞穴在目前临床上也应用颇多,如三伏天灸、三九天灸、拔罐疗法等疗法选穴多为背俞穴。

　　足三里为足阳明胃经合穴,全身四大总穴之一,是调补脾胃补益气血首选穴位;足阳明胃经起于鼻旁上行与足太阳经交会,足太阳为目上纲(络上睑),且胞睑属胃,胃经为多气多血之经脉,古有"治痿独取阳明"之说。因此,选足三里穴既能全身调节补益气血,又能令经气循经上行直达胞睑的治疗作用。选肝俞、脾俞、肾俞,更是意在补肾健脾、益气血、升阳举陷而治其本。选阳白穴,重在加强局部作用,其穴位于上睑之上端,为手足阳明、少阳阳维之会(《针灸聚英》),可直接调节上睑胞的气血运行并可散风驱邪。在治疗中,笔者只用隔姜灸法,旨在温阳补虚,温通血脉。《灵枢·官能》云:"阴阳皆虚,火自当之",又云:"陷下者灸之"。临床目前很多医师重针而不重灸,甚至只针而弃灸。《中藏经》提出了针灸取穴在痿证中的治疗作用。《针灸甲乙经》曰:"足缓不收,痿不能行,不能言语,手足痿躄不能行,地仓主之。痿不相知,太白主之。痿厥,身体不仁,手足偏小,先取京骨,后取中封、绝骨皆泻之。痿厥寒,足腕不收,躄,坐不能起,髀枢脚痛,丘墟主之。"天牖是手少阳三焦经穴,《灵枢·经脉》云:"三焦手少阳之脉，起于小指次指之端，上出两指之间，循手表腕，出臂外两骨之间，上贯肘，循臑外上肩，而交出足少阳之后，入缺盆，布膻中，散络心包，下膈，遍属三焦。其支者：从膻中上出缺盆。上项，系耳后，直上出耳上角，以屈下颊至𩅺。其支者：从耳后入耳中，出走耳前，过客主人，前交颊，至目锐眦。"《灵枢·寒热病》云："暴聋气蒙，耳目不明，取天牖。"并将天牖、天柱、天府、人迎、扶突并称为天牖五部，并以天牖命名，可见天牖穴的重要性。天牖穴可疏通三焦经气局部气血运行通畅，具有通经活络的功效。从腧穴解剖学看，天牖穴下面是头颈夹肌、头颈半棘肌，浅层布有颈外静脉属支、耳大神经和枕小神经；深层有枕动、静脉的分支或属支，颈深动、静脉升支。《灵枢·根结》曰："足少阳根于窍阴，流于丘墟，注于阳辅，入于天容、光明也。""手少阳根于关冲，溜于阳池，注于支沟，入于天牖、外关也。"天容是手太阳小肠经穴，《灵枢·经脉》云："小肠手太阳之脉，起于小指之端，循手外侧，上腕，出踝中，直上循臂骨下廉，出肘内侧两骨之间，上循臑外后廉，出肩解，绕肩胛，交肩上，入缺盆，络心，循咽，下膈，抵胃，属小肠；其支者，从缺盆循颈，上颊，至目锐眦，却入耳中；其支者，别颊上𩅺，抵鼻，至目内眦"。从腧穴浅层解剖学看，天容穴在面动脉的后方，其下是二腹肌腱及茎突舌骨肌，深层有面动、静脉，副神经，迷走神经，舌下神经，颈上神经节等重要结构。天容和天牖均是其所属经络在颈部的所"入"穴。"入"，是经络之气所进入之处。天容、天牖、翳明三穴同取，不仅体现了"腧穴所在，主治所在"的思想，而且可加强调理颈部肌群、血管、神经的作用。上关穴是足少阳胆经穴，《灵枢·经脉》云："胆足少阳之脉，起于目锐眦，上抵头角，下耳后，循颈，行手阳之前，至肩上，却交出手少阳之后，入缺盆。其支者，从耳后入耳中，出走耳前，至目锐眦后""三焦手少阳之脉，起于小指次指之端，上出两指之间，循手表腕，出臂外两骨之间，上贯肘，循臑外，上肩，而交出足少阳之后，入缺盆，布膻中，散络心包，下膈，循属三焦；其支者，从膻中上出缺盆，上项系耳后，直上出耳上角，以屈下颊至𩅺；其支者，从耳后入耳中，出走耳前，过客主人前，交颊，至目锐眦。"上关穴浅层布有面神经颞支和颞浅动、静脉，而眼轮匝肌正是由面神经支配。申脉为足太阳膀胱经穴，又是八脉交会穴、通阳蹻脉，《灵枢·脉度》云："蹻脉者……气并相还则为濡目，气不荣则目不和。"阴、阳蹻脉交会与目内眦共同濡养眼目。蹻脉的主要功能之一为"司目之开阖"。申脉与瞳子髎远近配合，相宜得章。选取上关、申脉亦是"经络所过，主治所及"的体现。《灵枢》认为"太阳为目上纲,阳明为目下纲",临床的眼肌型重症肌无力多以上睑下垂为主,治疗选申脉及攒竹。两穴均是足太阳膀胱经穴,既是远近配穴,又能共同调理上睑肌群。足三里是足阳明胃经合穴,也是临床最常用的保健穴。足阳明胃经为多气多血之经脉。《通玄指要赋》:"三里却五劳之羸瘦"。胃与脾相表里。在五轮学说中,眼睑属肉轮,脾主肌肉,脾经与胃经相表里,针刺胃经足三里,不仅提升了胃气,还加强了与脾经的联系。脾虚气弱配阴陵泉健脾利湿;风邪袭络配风池祛邪除风。

　　4.颈部辨证

　　颈是联络上下的通路,《灵枢·经脉》曰:"大肠手阳明之脉,起于大指次指之端,循指上廉,出合谷两骨之间,上入两筋之中,循臂上廉,入肘外廉,上臑外前廉,上肩,出髃骨之前廉,上出于柱骨之会上""胃足阳明之脉,起于鼻之交頞中,旁纳太阳之脉,下循鼻外,入上齿中,还出挟口环唇,下交承浆,却循颐后下廉,出大迎,循颊车,上耳前,过客主人,循发际,至额颅;其支者,从大迎前下人迎,循喉咙""足阳明之别……上络头项""脾足太阴之脉。起于大指之端,循指内侧白肉际,过核骨后,上内踝前廉,上踹内,循胫骨后,交出厥阴之前,上循膝股内前廉,入腹,属脾,络胃,上膈,挟咽""心手少阴之脉,起于心中,出属心系下膈,络小肠。其支者:从心系,上挟咽""小肠手太阳之脉,起于小指之端,循手外侧,上腕出踝中,直上循臂骨下廉,出肘内侧两骨之间,上循外后廉,出肩解绕肩胛,交肩上入缺盆,络心循咽""膀胱足太阳之脉,起于目内眦,上额,交巅。其支者,从巅至耳上角。其直者,从巅入络脑,还出别下项,膀胱足太阳之脉,起于目内眦,上额,交巅;其支者,从巅至耳上角;其直者,从巅入络脑,还出别下项""肾足少阴之脉,起于小指之下,邪走足心,出于然谷之下,循内踝之后,别入跟中,以上踹内,出腘内廉,上股内后廉,贯脊,属肾,络膀胱。其直者,从肾上贯肝膈,入肺中,循喉咙,挟舌本""胆足少阳之脉,起于目锐眦,上抵头角下耳后,循颈行手少阳之前,至肩上,却交出手少阳之后""肝足厥阴之脉,起于大趾丛毛之际,上循足跗上廉,去内踝一寸,上踝八寸,交出太阴之后,上内廉,循股阴入毛中,过阴器,抵小腹,挟胃属肝络胆,上贯膈,布胁肋,循喉咙之后"。《灵枢·经筋》曰:"手阳明之筋,起于大指次指之端,结于腕,上循臂,上结于肘外,上臑,结于肩髃部;其支者,绕肩胛,挟脊;直者,从肩上颈""小肠手太阳之脉,起于小指之端,循手外侧,上腕,出踝中,直上循臂骨下廉,出肘内侧两骨之间,上循臑外后廉,出肩解,绕肩胛,交肩上,入缺盆,络心,循咽,下膈,抵胃,属小肠;其支者,从缺盆循颈""足太阳之筋,起于足小指,上结于踝;邪上结于膝;其下循足外踝,结于踵,上循跟,结于腘;其别者,结于腨外,上腘中内廉,与腘中并,上结于臀,上挟脊上项""足少阴之筋,起于小指之下,入足心,并太阴之经,邪(斜)走内踝之下,结于踵;与足太阳之筋合,而上结于内辅骨之下;并太阴之经筋而上,循阴股,结于阴器。循脊内挟脊,上至项,结于枕骨""手少阳之筋,起于小指次指之端,结于腕,上循臂,结于肘,上绕外廉,上肩走颈,合手太阳"。《灵枢·经别》曰:"手太阳之正,指地,别于肩解,入腋走心,系小肠也。手少阴之正,别入于渊腋两筋之间,属于心,上走喉咙""手阳明之正,上循喉咙""足阳明之正,上至髀,入于腹里属胃,散之脾,上通于心,上循咽""足太阴之正,上至髀,合于阳明,与别俱行,上结于咽""手少阴之正,上走喉咙""足太阳之正,别入于腘中,其一道下尻五寸,别入于肛,属于膀胱,散之肾,循脊当心入散直者,从膂上出于项""足少阴之正,至腘中,别走太阳而合,上至肾,当十四椎,出属带脉;直者,系舌本,复出于项""手心主之正,别下渊腋三寸,入胸中,别属三焦,出循喉咙""足少阳之正,绕髀入毛际,合于厥阴,别者入季胁之间,循胸里属胆,散之上肝,贯心以上挟咽"。《灵枢·邪气脏腑病形》曰:"十二经脉三百六十五络,其血气皆上于头面而走空窍""五脏六腑精气,皆上注于头",可见颈部是联系脑与脏腑的要道,沟通上下的必经之路。从中医理论,颈部又是十二经别在头颈部"出"的部位。可见颈是联结头颅和躯干的"咽喉"之地。颈交感神经节发出的节后纤维随颈神经前支分布,部分纤维又分支到眼后部、上睑平滑肌,颈上交感神经节发出的节后纤维分布于眼部和颈动脉丛,调节眼血液循环、瞳孔括约肌和眼睑肌。《灵枢·寒热病》介绍了颈部5个穴位的主治病症,以脏腑病和头面病为主。从经络理论上我们大胆猜测,颈穴不仅对局部病变,而且对全身病变具有治疗调节的作用。颈椎是脊椎中活动最灵活、活动范围较大、活动频率最高的,也是最容易受累的。颈部有重要的血管、神经等组织通过,就像一条高速运行的双向高速公路。现在科技的发展,工作生活中都离不开电脑、平板,长时间的工作加班和不良的生活习惯,使颈椎长时间呈前屈状态,势必会使颈椎疲劳过度,颈部肌群呈紧张状态。因此,针刺颈穴调理颈部肌群、血管、神经有重要的理论依据。

5. 从络脉辨证

结合络病理论,《医门法律·络脉论》云:"十二经生十二络,十二络生一百八十系络,系络生一百八十缠络,缠络生三万四千孙络。"络脉对十二经脉的表里配属关系起着紧密联系的作用,具有输送营卫气血、渗灌濡养周身组织的作用,循行于经脉中的营卫气血,通过络脉才得以散布全身,以温养、濡润所有的组织,同时将代谢废物排出。络脉具有功能与结构密不可分的特征。络脉是气血汇聚之处,是内外沟通的桥梁。络脉本身属血液循环系统,能体现微循环。络脉的网络层次涵盖了现代医学血管和神经的概念。人体是一个开放的系统,与外界保持着物质与能量的交换,这种交换主要是在血液系统中进行的。人体大多数细胞并不与外界相通,而是浸润于机体内部的细胞外液中,其中分布于组织间隙的称组织液,即内环境。眼肌型重症肌无力是神经肌肉接点障碍引起的,由于突触间隙与细胞外液相通,因而内环境的变化均可影响突触的传递。血液的运输和缓冲功能与神经的调节功能对维持内环境的稳定起到重要作用,组织液又是由血浆滤过毛细血管壁形成的。将神经系统与血液循环系统联系起来,虽然眼肌型重症肌无力是神经肌肉接点部位传递障碍引起的疾病,但人体是统一的整体,各个系统是相互关联、相互影响的。颈部络脉是人体气血津液流通的枢纽,治疗时强调颈部穴位的作用,并非单纯着重于眼部局部的取穴,而是整体治疗更加全面立体。

四、眼针

1. 眼部辨证的由来

眼针治疗重症肌无力是指辨证地将针灸应用于患者眼眶周围,以达到治疗患者上胞无力,改善患者眼部症状及整体临床表现的一种治疗方法。古时候医学家认为人体十二经脉的聚集位置是眼部,不论是手三阳经、足三阳经都直接或间接和眼睛有关系。眼者,六神之主也,《灵枢·经脉第十》提及了诸多经脉循行过眼:手太阳之脉,上行至目锐眦、内眦;足太阳之脉,起于目内眦循行至足;手少阳之脉上行至目锐眦;足少阳之脉,起于目锐眦循行全身;心手少阴之脉,起于心中,系于目系;足厥阴之脉,起于足上,上行连于目系。眼为血气汇聚之处。五脏精气不能上乘则导致眼不明。百脉皆荣于目,目因邪气所伤,则血脉不荣,诸病遂生。《灵枢·邪气脏腑病形》说:"十二经脉,三百六十五络,其血气皆上于面而走空窍,其精阳气上走于目而为睛"。《灵枢·经脉》曰:"心手少阴之脉,起于心中,出属心系,下膈,络小肠。其支者,从心系,上挟咽,系目系。"
"小肠手太阳之脉,起于小指之端,循手外侧上腕,出踝中,直上循臂下廉,出肘
内侧当两筋之间。上循臑外后廉,出肩解,绕肩胛,交肩上,入缺盆络心,循咽,
下膈,抵胃,属小肠。其支者,从缺盆循颈上颊,至目锐眦,却入耳中。其支者,
别颊,上䪼,抵鼻,至目内眦。""膀胱足太阳之脉,起于目内眦""三焦手少阳之
脉,起于小指次指之端,上出两指之间,循手表腕,出臂外两骨之间,上贯肘,循
臑外上肩,而交出足少阳之后,入缺盆,布膻中,散络心包,下膈,遍属三焦;其支
者,从膻中上出缺盆,上项,系耳后直上,出耳上角,从屈下颊至䪼;其支者,从耳
后入耳中,出走耳前,过客主人,前交颊,至目锐眦。""足少阳之脉,起于目锐眦,
上抵头角,下耳后,循颈,行手少阳之前,至肩上,却交出手少阳之后,入缺盆。
其支者,从耳后入耳中,出走耳前,至目锐眦后。其支者,别锐眦。""肝足厥阴之
脉,起于大指丛毛之际,上循足跗上廉,去内踝一寸,上踝八寸,交出太阴之后,
上腘内廉,循股阴入毛中,环阴器,抵小腹,挟胃,属肝络胆,上贯膈,布胁肋,循
喉咙之后,上入颃颡,连目系",任脉"上颐循面入目"。《素问·骨空论》曰:"起
于少腹以下骨中央。有一支别络绕臀而上,与足太阳膀胱经交会于目内眦。另
一支脉则从少腹直上,入喉上颐,上系两目之下中央",手阳明大肠经其支脉上
行头面,与足阳明相表里,与眼间接连系。《灵枢·经筋》曰:"太阳为目上纲阳
明为目下纲""手太阳之筋,起于小指之上,结于腕;上循臂内廉,结于肘内锐骨
之后,弹之应小指之上;入结于腋下。其支者,后走腋后廉,上绕肩胛,循颈,出
足太阳之筋前,结于耳后完骨。其支者,入耳中;直者出耳上,下结于颔,上属目
外眦。""手太阳之筋,起于小指之上,结于腕,上循臂内廉,结于肘内锐骨之后,
弹之应小指之上,入结于腋下。其支者,后走腋后廉,上绕肩胛,循颈,出走太阳
之筋前,结于耳后完骨。其支者入耳中,直者出耳上,下结于颔,上属目外眦。"
"足少阳之筋,支者结于目。"《灵枢·脉度》曰:"阴跷者,足少阴之别脉。其脉起
于跟中,足少阴然谷穴之后,同足少阴循内踝下照海穴,上内踝之上二寸,以交
信为郄,直上循阴股入阴,上循胸里入缺盆,上出人迎之前,至咽咙,交贯冲脉,
入颃内廉,上行属目内眦,合于太阳、阳跷而上行,气并相还则为濡目,气不荣,
则目不合。"《奇经八脉考》曰:"阳跷者,足太阳之别,起于足外踝下太阳之申脉
穴,当踝后绕跟,以仆参为本,上外踝三寸,以跗阳为郄,循股胁上肩膊,上人迎,
夹口吻至目内眦"。眼与各个脏腑相关联的程度虽然不同,但人是一个有机的

整体,缺少了任何一个脏腑的濡养,眼都不能发挥它正常的作用。十二经脉、十二经筋、奇经八脉与眼有密切的联系,而眼维持正常的功能,缺少不了脏腑与经络的濡养与支持。《灵枢·口问》曰:"目者,宗脉之所聚者",眼周穴位是实现"功能脏腑"病理生理相互关系的基础,具有延续、贯通、承接、交互之意,五脏的生克、脏腑的表里都靠经络来维系,从而实现整个机体的稳定状态。眼睛和人体的脏腑、经络、气血息息相关,从而演化出了一套眼部针刺的疗法。

　　2. 眼与脏腑、经络的联系

　　《素问·五脏生成》说:"诸血者,皆属于心。""心之合脉也""诸脉者,皆属于目。"《灵枢·大惑论》说:"目者心之使也,心者神之舍也。"《审视瑶函·目为至宝论》又说:"心神在目,发为神光,神光深居瞳神之中,才能明视万物"。《素问·金匮真言论》曰:"东方青色,入通于肝,开窍于目,藏精于肝。"《素问·五脏生成》曰:"肝受血而能视",《灵枢·脉度》说:"肝气通于目,肝和则目能辨五色矣。"《审视瑶函·目为至宝论》说:"神膏者,目内包涵膏液。此膏由胆中渗润精汁,升发于上,积而成者,方能涵养瞳神。"李东垣在《兰室秘藏眼耳鼻门》中阐述说:"夫五脏六腑之精气,皆禀受于脾,上贯于目。脾虚则五脏之精气皆失所司,不能归明于目矣。"李东垣在《脾胃论·脾胃虚实传变论》中指出:"胃气一虚,耳、目、口、鼻俱为之病。"肺主气,《灵枢·决气》所谓:"气脱者,目不明。"《素问·阴阳应象大论》说:"肾生骨髓,脑为髓海,目系上属于脑。"《灵枢·五癃津液别》说:"五脏六腑之津液,尽上渗于目。"《审视瑶函·目为至宝论》曰:"神水者,由三焦而发源。"清代王清任《医林改错》曰:"治病不明脏腑,何异于盲子夜行。""五脏六腑之精皆上注于目",故五脏六腑的正常运行是维持眼功能正常的基础。心主血脉,肝藏血,脾统血,心、肝、脾三脏对血的主持、储藏、调节和统摄;肺主气,肺气的输布;脾为后天之本,胃为水谷之海,脾胃对水谷精微物质的吸收、运化供养周身,包括眼;肾藏精,主津液,它们共同使眼得到濡养而视物、辨色。小肠、大肠、胃、胆、膀胱分别与五脏相表里,三焦是元气、水液、水谷精微的通道,上输入目之精、气、津液无不通过三焦。《灵枢·邪气脏腑病形》说:"十二经脉,三百六十五络,其血气皆上于面而走空窍,其精阳气上走于目而为睛"。《灵枢·经脉》曰:"心手少阴之脉　经脉起于心中,出属心系,下膈络小肠;其支者,从心系上挟咽,系目系。""小肠手太阳之脉,起于小指之端,循手外侧上腕,出踝中,直上循臂骨下廉,出肘内侧两骨之间,上循臑外后廉,出肩解,绕肩胛,交肩上,入缺盆,络心,循咽,下膈,抵胃,属小肠;其支者,从缺盆循颈上颊,至目锐眦,却入耳中;其支者,别颊,上抵鼻,至目内眦""膀胱足太阳之脉,起于目内眦""三焦手少阳之脉,起于小指次指之端,上出两指之间,循手表腕,出臂外两骨之间,上贯肘,循臑外上肩,而交出足少阳之后,入缺盆,布膻中,散络心包,下膈,遍属三焦;其支者,从膻中上出缺盆,上项,系耳后直上,出耳上角,从屈下颊至;其支者,从耳后入耳中,出走耳前,过客主人前,交颊,至目锐眦。""胆足少阳之脉,起于目锐眦,上抵头角,下耳后,循颈,行手少阳之前,至肩上,却交出手少阳之后,入缺盆。其支者,从耳后入耳中,出走耳前,至目锐眦后。其支者,别锐眦""肝足厥阴之脉,起于大趾丛毛之际,上循足跗上廉,去内踝一寸,上踝八寸,交出太阴之后,上腘内廉,循股阴,入毛中,过阴器,抵小腹,挟胃,属肝,络胆,上贯膈,布胁肋,循喉咙之后,上入颃颡,连目系",任脉"上颐循面入目"。《素问·骨空论》曰:"督脉督脉总督一身之阳经。起于少腹以下骨中央。有一支别络绕臀而上,与足太阳膀胱经交会于目内眦。另一支脉则从少腹直上,入喉上颐,上系两目之下中央。"手阳明大肠经其支脉上行头面,与足阳明相表里,与眼间接连系。《灵枢·经筋》曰:"足太阳之筋,起于足小趾,上结于踝,邪上结于膝,其下循足外侧,结于踵,上循跟,结于腘;其别者,结于腨外,上腘中内廉,与腘中并上结于臀,上挟脊上项;其支者,别入结于舌本;其直者,结于枕骨,上头,下颜,结于鼻;其支者,为目上纲""太阳为目上纲阳明为目下纲""手太阳之筋,起于小指之上,结于腕,上循臂内廉,结于肘内锐骨之后,弹之应小指之上,入结于腋下;其支者,后走腋后廉,上绕肩胛,循颈,出走太阳之前,结于耳后完骨;其支者,入耳中;直者出耳上,下结于颔。上属目外眦。""手少阳之筋,起于小指次指之端。结于腕,上循臂,结于肘,上绕臑外廉,上肩走颈,合手太阳;其支者,当曲颊入系舌本;其支者,上曲牙,循耳前,属目外眦,""手少阳所生病者,目锐痛。又曰:足少阳之筋,支者结于目,为外维。其病维筋急,从左之右,右目不开,上过右角,左右不开,名曰维筋相交。"《灵枢·脉度》曰:"属目内眦,合于太阳、阳跷而上行,气并相还则为濡目,气不荣,则目不合。"《奇经八脉考》曰:"阳跷者,足太阳之别脉,其脉起于跟中,出于外踝下足太阳申脉穴,当踝后绕跟,以仆参为本,上外踝上三寸,以跗阳为郄,直上循股外廉,循胁后髀,上会手太阳、阳维于臑俞,上行肩外廉,会手阳明于巨骨,会手阳明、少阳于肩髃,上人迎,挟口吻,会于手足阳明,任脉于地仓,同足阳明上而行巨髎、复会任脉于承泣,至目内眦与手足太阳、足阳明、阴跷五脉会于睛明穴"。十二经脉、十二经筋、奇经八脉与眼有密切的联系,而眼维持正常的功能,缺少不了脏腑与经络的濡养与支持。《灵枢·口问》曰:"目者,宗脉之所聚者",李杲认为经络是实现"功能脏腑"病理生理相互关系的基础,络具有延续、贯通、承接、交互之意,五脏的生克、脏腑的表里都靠经络来维系,从而实现整个机体的自稳状态。经络是人体内运行气血、联系脏腑和体表,以及全身各部的通道。气血的运行是"阴阳相贯,如环无端"(《灵枢·营卫生会》)的。《灵枢·邪气脏腑病形》说:"十二经脉,三百六十五络,其血气皆上于面而走空窍",可见五脏六腑之精气与气血的运行、输布,皆要靠经络来完成。

3. 眼针辨证取穴

眼针穴位在眼眶,可以反映脏腑功能和气血阴阳的变化,故眼针针刺相关脏腑穴位不仅能调节相关脏腑,还能平衡气血功能。在临床上具有诊断和治疗的双重作用。眼针取穴脾-胃区、肾-膀胱区、肝-胆区、上焦区、中焦区。脾-胃区调和脾胃、宣通脏腑、补益中气、通络止痛;肾-膀胱区补肾益精、聪耳明目;肝-胆区疏泄肝胆,为十二正经穴位治疗辅助作用;上焦区通利三焦、宣肺和血、通经和络;中焦区升清降浊、调理脾胃,使气血得冲,肌肉得养。眼通过经络与整体保持有机的联系,发挥和维持着眼的各种功能。眼通五脏,气贯五轮,如《灵枢·大惑论》描述的"精之窠为眼,骨之精为瞳子,筋之精为黑眼,血之精为络,其窠气之精为白眼,肌肉之精为约束"。另外,根据现代中医学眼科中五轮学说,认为肉轮代表眼部肌肉,脾为其关联的脏器;血轮代表眼睛的内眦和外眦,心为其所关联的脏器;气轮代表白睛,肺为其所关联的脏器;风轮代表黑睛,肝脏为其所关联的脏器;水轮代表眼之瞳仁,肾为其所关联的脏器。根据上述理论,要想视物清晰,抬眼有力,必须从"精"而治。肝、脾、肾之"精"与眼肌型重症肌无力的关系。肝主筋,《医门法律》云:"肝主筋,肝病则筋失所养,加以夙有筋患,不觉忽然而痿矣"。《临证指南医案·痿》云:"盖肝主筋,肝伤则四肢不为人用,而筋骨拘挛"。肝藏血,《素问·五脏生成》曰:"故人卧血归于肝,肝受血则能视,足受血则能步,掌受血则能握,指受血则能摄"。眼睛是脏腑之精华聚集地。因此,腑脏亏损,人体血气不足,导致肝虚损而无法提供眼部营养,造成眼部视物不清楚。脾主肉,眼胞在五轮学说中为肉轮,因此隶属于脾、胃,主要作用是主导眼睛开合。脾胃受损,气血不畅会引起肌肉病变。肾精乃先天之本,如果肾脏虚损即会引起骨骼不得养,进而人体肢体活动不灵活,严重的话就会造成人体整个骨骼肌无法运动,生活无法自理,眼睑无力易受累,眼球无法正常活动,久而久之出现复视、斜视的症状。脾胃乃后天之本,能够滋生人体气血,若气血亏虚则会造成肾的先天之精受牵连,肾也无法正常工作。因此,中医学家认为肝肾同源,肝中精血之物沿着经络上达于目,起到滋养眼部的作用;反之,若肝血亏虚则不能起到养目的作用,进而导致眼睑无力抬举,故眼针选取脏腑对应穴区脾-胃区、肾-膀胱区、肝-胆区以达到健脾补肾、养肝明目的作用。气为血之帅,血为气之母,脾胃可以将水谷精微之物在各个脏腑的协调作用下转化为营气、津血,而三焦之气作为上述转化过程中不可缺之物,只有气充盈才可以使血液顺畅运行。《灵枢·五癃津液别》有言三焦可"出气,以温肌肉,充皮肤,为其津",气血相辅相成,气足可以使血液运行通畅;反之,血液对人体之气也会有起到滋养的作用。若气血和则百病不生,可以保证人体的正常需要。本病病位在上焦,病变脏腑在中焦,故主要调理上中焦和诸区穴位,以调三焦之精气,达到治疗本病的目的。

五、滚针及梅花针

1. 梅花针

梅花针循经络及在病变局部取穴叩刺可振奋经络阳气,促进气血运行,疏通经络,以纠正体内异常变化。梅花针在穴位表皮浅刺,利用适当的痛感来刺激神经末梢网,自然使许多神经元兴奋运动,交互反射。通过神经反射,疏通经络,促进局部血液循环,使气血畅通纠正体内异常变化,使其平衡协调,起到散瘀、消肿、止痛、祛邪、利湿等作用,即所谓"通则不痛"。梅花针浅刺是治疗各种疼痛疾病首选或优选疗法,其见效快、疗程短、无副作用、患者易于接受。此法不但近期疗效显著,远期疗效也佳。梅花针疗法属中医外治,为民间疗法中之精华,是祖国医学的重要组成部分。它具有操作简便、易学易懂、医具简单、适应证广、花钱少、安全可靠、疗效显著等特点,故长期在民间广泛流传和使用,并在防病治病、保健强身中发挥越来越大的作用。

梅花针刺破表皮,可破坏或减弱皮肤角质层的屏障功能,以增强外用药物的渗透性,提高外用药物的吸收利用,增强疗效。当经梅花针叩刺穴位表皮后,外用具有芳香穿透、温经通络、行气活血等作用的药物,外再用橡皮膏固定,可使局部形成一种汗水难以蒸发扩散的密闭状态,使角质层含水量提高,药物容易穿透,并加速局部血液循环,使药物发挥了长期刺激穴位的作用,药性迅速传入经脉,达到治疗的目的。外治法是中医疗法中之精华,疗效独特、作用迅速、历史悠久。梅花针配合回医和中药的外治法,对重症肌无力的治疗起到了独特的作用。

药外敷治疗机制:中药外敷在一定部位或穴位上,用伤湿止痛膏固定,可使局部形成一种汗水难以蒸发扩散的密闭状态,使角质层含水量提高,药物容易穿透,并加速局部血液循环,使药物发挥了长期刺激穴位的作用,药性迅速传入经脉,达到治疗的目的。正如名医徐大椿在外治法作用中所述:"汤药不足尽病,用膏贴之,闭塞其气;使药性从毛孔而入腠里,通经惯络,或托而出之,或攻而教之,较胚药尤为有力"。临床实践证明,"疏通经络散"是利用湿热芳香、穿透、具有刺激作用的药贴于穴位上,起到温经通络、行气活血、祛风除湿、开窍散寒、消炎、退肿、止痛、利关节等作用。外敷药的特点:药物通过皮肤直接渗透到皮下组织,很快使药物直达病区,在病区药物浓度最高。避免口服药物周游全身,导致达病区药物浓度很低,且对肝、胃、肾等脏器有损害作用,也就是说外敷药不经消化道吸收,减免药物在消化过程中对胃肠产生的毒副作用。我们每遇服药不适或药物经消化道不易到达病所时,常以梅花针浅刺加中药外敷疗法打破僵局,可获得意想不到的效果,并在短时间内显效。另外,传统的中药口服剂进入消化道后,受到胃酸的侵蚀和各种酶的破坏,无疑降低了药物疗效。还有些患者服药后因胃纳不适而引起呕逆吐泻,直接影响到后天之本的脾胃功能,越来越多的患者不易接受。而且药物经消化道需要一段漫长的吸收过程,即使对症下药亦难以补救其急。中药外敷疗法简便廉验、奇妙快捷的特色疗法逐渐被人们所认识并容易接受。

梅花针浅刺加中药外敷所选用的穴,原则上同针灸用穴是一致的。但对某些疾病却有一些区别:①在疼痛局部取穴或直接选痛点穴位,即针灸常用的"阿是穴",该穴便于药物直接渗透;②以主穴位点为中心点,兼针刺(外敷药)周围其他穴位。选穴后,常规消毒应刺穴位,然后用梅花针有节律地叩打穴位,叩打时应先轻、后重、再轻的手法,每分钟叩打 100 次左右,以叩打的穴位出少许血液为度。再用酒精棉球擦净血后敷上外用治疗药物,外再用伤湿止痛膏固定。

然后用远红外线照射 15～20 分钟。每隔 1 天治疗一次,轻者 4 次为一疗程,重者 8 次为一疗程。需要注意的是,梅花针使用前必须严格消毒,实行一人一针;每个穴位不宜连续敷药,要交替使用;患者皮肤对胶布有过敏者,不宜过久敷药;孕期禁用此疗法,以免流产,烤电时注意温度防止烫伤。

2. 滚针

滚针是一种多针浅刺式针具,主要由针筒与针柄两部分组成。针筒上等距镶嵌着固定的短针,针柄固定,为操作时手持之用。滚针疗法源于皮肤针疗法,为多针浅刺,直接作用于皮而不入皮,施治部位在人体皮部,通过"皮部-络脉-经脉-腑脏"的途径有效调节人体的经络运行,具有作用面积大、易于操作、安全、效率高的特点,尤为适合神经肌肉疾病。《灵枢·官针》记载"毛刺者,刺浮痹于皮肤也""半刺者,浅内而疾发针,无针伤肉,如拔毛状,以取皮气"。滚针治疗技术通过对皮部的大面积刺激,起到激发卫气、调整脏腑虚实、调和气血、疏通经络、平衡阴阳的作用。

选穴时,大椎、脾俞、肾俞、足三里、曲池为主穴。大椎穴为督脉要穴,为手足三阳、督脉之会,有通督行气之功效。《类经》曰:"十二腧皆通于脏气",脾俞是脾气输注之处,内通于脾,具有调理脾运化功能的作用。肾俞是肾气疏通出入之处,通过补益"先天之本",健运"后天之本",可调节脾、肾二脏之虚弱不足。足三里属于足阳明胃经,为胃之下合穴,胃经与足太阴脾经互为表里,其性属土经土穴。"合治内腑",凡六腑之病皆可用之。《灵枢·五邪》曰:"邪在脾胃……皆调与足三里。"足三里有养血益气、活络舒筋功效,是治疗虚劳及痿痹的要穴,亦是强壮保健之穴。曲池属手阳明经。阳明经多气多血,阳气隆盛,故行气活血、通调经络的作用较强。曲池为手阳明大肠经合穴,为五腧穴之一,"合治内腑",是上肢要穴之一。配穴:①眼肌型配攒竹、阳白、光明。攒竹位于眉头凹陷中,眶上切迹处,属足太阳膀胱经。《铜人腧穴针灸图经》曰:"治眼中赤痛及睑眼瞤动",为局部选穴。阳白和光明同属足少阳胆经。阳白为阳维脉交会穴。《针灸甲乙经》曰:"足少阳、阳维之会""头目瞳子痛……阳白主之"。阳维维于阳,可以调节一身之阳气,为眼周局部取穴。光明是治疗眼病的经验效穴。攒竹、阳白、光明三穴合用能疏通眼部气血、通络明目。②吞咽困难配百会、廉泉。百会为足太阳经与督脉交会之处,具有升阳举陷、益气固脱之效。廉泉为任脉、阴维脉交会之穴,具有通调舌络、利咽喉之功。③四肢无力配三阴交、血海、合谷。三阴交和血海同属足太阴脾经。三阴交为足太阴、厥阴、少阴三经相交之处，一穴定三经，是调治肝、脾、肾的要穴。《素问·痿论》曰："脾主身之肌肉"。三阴交与足三里相配伍，阴阳相互作用，具有益气健脾、补虚扶正的功效。血海是足太阴经要穴之一，具有养血补血、引血归经的功效。合谷穴是大肠经之原穴，合谷穴可通行面部气血，如《四总穴歌》所言："面口合谷收"。操作方法：滚针取穴，隔日治疗 1 次。患者取俯卧位，穴位皮肤常规消毒，以右手拇指、中指和无名指握住针柄，运用手腕的弹力以较慢速度来回滚动 10 次左右，频率每秒1 次，幅度为沿经络穴位上下长度 2cm，要求用力均匀，以皮肤潮红为度，每周 3次，21 天为 1 个疗程。注意事项：严格无菌操作，操作时用力大小根据患者承受程度调整，以患者感到舒适为度。注意患者是否有不良反应发生，如晕针、皮下出血、局部过敏反应等。恶性、消耗性疾病，治疗部位皮肤溃疡或疮疡患者禁用。

六、穴位埋线及穴位埋针

1. 穴位埋线

穴位埋线疗法源于 20 世纪 60 年代初期，原是埋藏疗法的一种。它是一种用注线法把羊肠线埋植在有特定治疗效应的穴位中，利用其对穴位的持续性刺激作用来治疗疾病的中西医结合疗法。陈永珍等认为穴位埋线疗法是针灸疗法的延伸，有"深纳而久留之，以治顽疾"的理论基础，是针灸学和现代物理学相结合的治疗模式。穴位埋线疗法的作用机制就埋线引发的免疫机制而言，埋植于体内的羊肠线是一种异体蛋白，其中的抗原可使人体淋巴细胞致敏，配合体液中的抗体、巨噬细胞等反应来破坏、软化、分解、液化羊肠线，使之变为多肽、氨基酸，最后被吞噬、吸收，同时产生多种淋巴因子。生物化学刺激使腧穴局部产生无菌性炎症，甚至出现全身反应，从而激发人体免疫功能，同时腧穴亦对吞噬细胞的吞噬能力、机体免疫功能的调节有特异性的影响。从埋线引发的机体刺激而言，其对经络穴位的刺激，初为机械刺激，之后为化学刺激。刺激具有速效和续效两种作用。局部麻醉时起的穴位封闭效应、针具刺激产生的针刺效应和埋线造成的局部炎症起到局部炎症刺激效应是短期的速效作用。埋线时穴位处机体组织损伤的后作用效应又可起到长期的续效作用，这多种刺激效应融为一体,形成一种复杂的持久的非特异性的刺激冲动,经传入神经到达相应节段的脊髓后角,一部分内传脏腑起调节作用,另一部分上传大脑皮层,通过神经体液来调整脏器机能状态,促进机体新陈代谢,提高其免疫防御能力。从针灸的经络腧穴理论的角度而言,穴位埋线利用羊肠线对穴位的持续刺激,通过其双向调节作用,可调理和激发脏腑功能,起到固本培元、调和气血的作用,使人体之阴阳气血平衡,脏腑功能正常,则疾病自愈。

穴位埋线是指在经络理论指导下,将可吸收性外科缝线置入穴位内,利用可吸收性外科缝线对穴位产生的持续性刺激作用以防治疾病的方法。正是因为其治疗效果好、吸收需要时间、对穴位作用持续,临床上适用于各种慢性病的治疗,如癫痫、支气管哮喘、过敏性鼻炎、单纯性肥胖、慢性胃炎、慢性疲劳综合征等疾病,涉及内、外、妇、儿、皮肤病等各科。患者无须频繁就医,减少服药剂量及频率,从而减轻药物副作用,提高了祖国医学经络、针灸治疗的应用范围。患者易于接受、依从性较好。自身免疫性疾病是严重降低患者生存质量的一类疾病,此类疾病病情迁延,呈反复发作的特点,目前国际上普遍采用以糖皮质激素为主的免疫抑制疗法。如何提高治疗效果、减少激素的使用量及应用时间、防止复发是自身免疫性疾病治疗过程中的焦点问题。理想的治疗策略可能在于开发出一种新型的治疗方法使糖皮质激素和免疫抑制剂的使用量减少及使用周期缩短,并控制在合理的范围内,但使其疗效和复发率取得理想的水平。尽管穴位埋线疗法仍有一定的不足,如其在各种类型的自身免疫性疾病治疗过程中所用穴位、埋线深度、间隔时间,以及如何配合糖皮质激素和免疫抑制剂的使用等,尚需制定统一规范的标准;另外,治疗病例有限,需进一步扩大,同时应用范围较为局限,需要拓展至相关领域。从中医文献而言,埋线治疗的特点符合《黄帝内经》提到的“静以久留”,从而达到“正气因之”的效果。对于穴位埋线治疗自身免疫性疾病的毒副作用甚小,治疗作用较为广泛,能有效降低复发率,临床缓解期长,操作简便,患者易于接受,对自身免疫性疾病的治疗有良好前景。

重症肌无力在中医病因病机上,可责之感受温毒、湿热浸淫、久病房劳等,主要与“虚”“热”有关,因而导致五体失养,肢体痿软。本病定位在脾、胃,与五脏相关。在病机上,重症肌无力以“脾胃虚损”为主要矛盾,因脾、胃为后天之本,从而影响五脏,五脏失养,则发为五体痿软无力。故治疗上,可以脾、胃为中心,扶助五脏为体。脏腑与十二经脉多有联系,十二经脉的经穴分散于全身,操作时不利于经气的调节及集中,从五脏背俞穴的分布来看,靠近五脏的解剖位置,"腧穴所在,主治所在",故五脏背俞穴能调理相应五脏之疾。因此,采用背俞穴能更有效地改善肺、心、肝、脾、肾五脏功能失调,肺俞能强肺卫、朝百脉;心俞能养血安神;肝俞可以疏肝理气,升扶肝木,濡养筋血;脾俞可以运化脾气、升阳举陷;肾俞则能固肾强筋,五脏背俞穴合用,达到平调五脏、阴平阳秘的效果。且背俞穴所在的膀胱经与督脉相通。重症肌无力患者的正气亏虚,首责于督脉之阳气不升。经络学说中,脊背及头部正中为督脉,其两侧为足太阳膀胱经,统属"背为阳"之列。就督脉的功能而言,督脉为阳脉之海,手足三阳经气皆会于督脉之大椎穴,它能统摄全身阳气,维系人体元阳。无论各家学说定位于何脏何腑、何经何络,痿证是慢病、脏腑病的特点是确切的。既然是持久战,在战略和战线上就需要有长远的目光。治疗上既要顾护后天运化之本,又不可忽视其他脏腑的功能,需调理五脏功能,合力为之;治疗上既要顾护一时半刻,又在不影响日常生活的前提下增强患者正气,免于因感冒外邪而加重病情。基于以上的思路,选取五脏背俞穴调理五脏,选择埋线疗法使作用时间延长。

2. 穴位埋针

穴位埋针是以特制的小型针具固定于皮内或皮下进行较长时间埋藏的一种方法。穴位埋针的功能主治同穴位埋线,其作用机制也与穴位埋线大体相同,具有安全、方便、舒适、无痛、治疗范围广的特点,除可单独用于常见疾病外,亦可作为普通针刺的延伸治疗。可以在给患者针刺治疗后,使用穴位埋针治疗,起到持续治疗及强化治疗作用。穴位埋针可以归属于传统针法里面的浮刺和浅刺。穴位埋针是给皮肤部穴位以微弱且较长时间的刺激,以达到防治疾病的目的。浅刺的作用是通过调节卫气,激发机体卫外功能,达到治病的目的。留针的目的则在于候气或者调气,最终达到气血和调,阴阳平衡。并且与穴位埋线相比较,可以随时停止治疗,减少患者痛苦及副作用的发生。

七、艾灸

《本草从新》云:"艾叶苦辛,生温熟热。纯阳之性,能回垂绝之阳,通十二经,走三阴,理气血,逐寒湿,……以火灸之,能透诸经而除百病。"灸法是指以艾绒为主要燃烧材料,烧灼、熏熨体表的一定部位或腧穴,通过经络腧穴的作用,以达到防治疾病的一种方法。艾灸最直接的效应即温热效应,其最直接的结果便是改善局部的微循环。艾灸的温热效应能够从表面逐渐透至深层,艾绒燃烧时的辐射能谱具有热辐射(远红外辐射)和光辐射(近红外辐射)两种特点,其中热辐射为机体细胞活动提供了必要的能量、增强机体内在抵抗力。现代研究表明艾灸可提高外周血中 Th 细胞(CD4$^+$ T 细胞)数及 Th/Ts 比例,调节 T 细胞亚群的平衡,促进白介素Ⅱ的产生,保持 T 细胞分化增殖,因此可增强 NK 细胞活性,促进 B 细胞及细胞毒性 T 细胞(cytotoxic,CTL)的分化增殖,诱生淋巴细胞激活的杀伤细胞(lymphokine-activated killer cell,LAK)和干扰素(interferon,IFN),增强 NK 细胞、LAK 和 CTL 对病原体的杀伤活性,发挥抗病毒作用。艾灸可增强患者的体液免疫功能(包括特异性和非特异性免疫),不仅使血清中免疫球蛋白明显增高,特异性抗体滴度增加,血清总补体含量升高,而且可使血清中升高的 SIL-2R 下降,降低的 SIL-2R 调整到正常范围等。重症肌无力是自身免疫性疾病,《灵枢·经脉》曰:"陷下则灸之。"艾灸能提高人体细胞免疫和体液免疫的能力,改善丘脑-肾上腺皮质系统的内分泌能力,改善机体免疫状况,增强防御能力池。可见灸法能提高机体免疫力,抵御病邪。温针灸是针与灸的结合,它不仅仅集合了两种治疗方法的优点,更强于两种治疗方法,起到了"1+1>2"的作用。姜建勇等[47]用隔补中益气丸饼灸治疗 30 例眼肌型重症肌无力患者,取百会、膻中、丝竹空、阳白、攒竹、太阳,结果痊愈 6 例,好转 21 例,无效 3 例,总有效率 90%。连远义[48]采用直接无瘢痕灸法治疗 36 例,取双侧阳白、双侧足三里、双侧三阴交,结果痊愈 8 例,好转 24 例,有效率 88.9%,陈来雄[49]在此基础上加阳白、足三里、肝俞、脾俞、肾俞,用隔姜灸法,治疗期间不服任何药物。最终治愈 18 例,显效 10 例,好转 3 例,无效 3 例。

八、穴位贴敷

穴位贴敷是以中医经络腧穴理论为指导,是一种较安全的传统外治疗法。选择双侧涌泉和三阴交穴为主穴。《黄帝内经》:"肾出入涌泉,涌泉者足心也",涌泉穴为足少阴肾经井穴,为足少阴肾经的起始处,兼通肝、肾二经,有益阴潜阳之效,利用吴茱萸疏肝理气的药理性质渗透经脉,可行气血、营阴阳、安心神。三阴交为治疗失眠症的常用穴位,位于足太阴脾经之上,为脾经、肝经、肾经之交会穴,脾所化生之水谷精微为人体气血阴阳之来源,肝主藏血,调控人体之阴血,肾精上承于髓海,三经调节有度,心神得安。穴位贴敷通过贴敷药物刺激穴位,在皮肤表面局部用药,药物浓度吸收率低的相对优势,并巧妙地避免肝脏的"首过效应"和消化道环境对药效的干扰,更能稳定地提高用药的安全性,减少药物的不良反应。

穴位中药贴敷可以作为辅助手段改善重症肌无力患者的部分症状。在治法上,详细论述了"治痿者独取阳明":一是因为阳明乃"五脏六腑之海,主润宗筋,宗筋主束骨而利机关";二是因为冲、督、带脉等皆属络合于阳明,"阳明虚则宗筋纵,带脉不引,故足痿不用也"。除此以外,还论述了"各补其荥而通其俞,调其虚实,和其逆顺,筋脉骨肉各以其时受月"的治法,历代注家于"补其荥而通其俞"与"各以其时受月"处发挥,杨上善认为五脏热痿因为阴虚而成,故补五脏阴经之荥水,通其木输则是取其少阳生发之意。张介宾认为治痿独取阳明在应用中,除了阳明经穴还应包括所病脏腑的荥俞穴,同时结合其当旺的时月来调摄。

九、功法锻炼

八段锦、五禽戏、六字诀等功法的动作轻灵柔和,易学易行,对场地要求不高,可操作性强,而且多强调呼吸吐纳,适合重症肌无力患者锻炼选用,尤其是病情较轻的Ⅰ型和ⅡA型患者。

第三节　重症肌无力患者中医康复自我管理

一、概述

康复训练是以达到提高患者功能独立性和参与性为最终目的的训练,通过加强患者的健康教育来增加自我管理能力,最大限度地帮助患者提高身体和心理功能,以及提高患者的生活质量,还可减少继发性疾病,预防或限制身体畸形,让患者尽快融入社会[50]。一些研究显示,在重症肌无力患者的治疗稳定期内,康复护理对患者疾病的预后具有一定影响[51-52]。重症肌无力的康复目标包括运动能力、生活自理能力、积极心理态度的改善等[51]。患者通过医护人员的宣教，配合自我管理，来达到康复的目的。宣教的内容可以包括饮食营养的调整，最大程度给予低脂低钠、高维生素、高蛋白、高钙、富钾类食物，保证足够的营养；加强患者的御寒意识和相关练习；注意各种感染问题；保证患者充足的休息时间；定期更换床单，打扫房间，确保患者处于干净、舒适的环境中；定期进行健康宣教，提醒相关的注意事项；用药前向患者及其家属强调应遵医嘱服药，讲解具体的服药方法和禁忌证，提高患者认知等。这些措施对于患者的病情恢复、运动能力、生活质量及心理状态均有积极的影响[53]。

二、疾病严重程度自我评估

1. 重症肌无力日常生活量表

重症肌无力日常生活量表（MG-ADL）可以用于重症肌无力的严重程度评价，总分 24 分，分数越高表明越严重（表 2-1）。

表 2-1　重症肌无力日常生活量表

分级	0	1	2	3	评分
说话	正常	间歇性说话含糊或有鼻音	一直有说话含糊或有鼻音，但能被理解	说话难以被理解	
咀嚼	正常	咀嚼固体食物乏力	咀嚼软食乏力	需用胃管	
吞咽	正常	偶有哽咽感	常有哽咽感，需调换食物	需用胃管	
呼吸	正常	用力时感到气短	休息时感到气短	需用呼吸器	
刷牙或梳头困难	无	稍感费力，但不需休息	需用休息	不能完成	
从椅子上站起困难	无	轻度困难，有时需用手帮忙	中度困难，常需用手帮忙	严重困难，需要别人帮助	
视物成双	无	有，但并非每天	每天都有，但并非一直有	一直都有	
睑下垂	无	有，但并非每天	每天都有，但并非一直有	一直都有	

总分：

2．危险因素评估

重症肌无力的诱发及加重因素主要如下。

（1）感染：住院患者最主要的危险因素是感染，包括肺部感染、呼吸道感染、胃肠道感染等。这与基础疾病、大剂量激素的应用、侵入性操作、抗菌药物预防性应用、住院天数等因素相关[54]。

（2）精神创伤：中医学认为，情绪问题会损害"肝"的生理功能，肝属木，根据五行生克机制，木克脾土，脾主四肢肌肉、主运化，胃主受纳，共同完成食物的消化、吸收及水谷精气的输布，脾胃掌管着四肢肌肉的营养与运动，所以情绪问题会造成本病的复发或加重[54]。

（3）用药不当：是影响非住院患者复发或加重的一个重要独立危险因素。主要表现在抗胆碱酯酶药物应用剂量不足、激素用量随意加减甚至停用、抗生素使用欠妥、药物漏服等[55]。

（4）过度劳累：也是在非住院环境下影响本病复发或加重的因素，主要原因可能在于非住院环境下患者不可避免地面临较多的生活、工作、社交等，大量消耗体内 AChR 的数量，导致机体动作电位产生障碍和神经肌肉接点传导障碍，使本病更易复发或加重[55]。

（5）身体异常：月经来潮会诱发本病加重[56-57]，其机制可能是在月经期女性体内雌二醇水平增高，刺激催乳素分泌增加，进而诱发 T 淋巴细胞异常而致免疫功能异常，促发病情加重或危象发作[58]。另外，如甲状腺功能亢进也可能诱发重症肌无力加重。

因此，重症肌无力患者需注意休息、保暖；避免劳累、受凉、感冒、情绪波动；勿自行减停药物等。

3．不同年龄的患者的危险因素

（1）老年患者：随着社会人口老龄化加剧，老年重症肌无力患者数量呈现逐年上升的趋势。目前重症肌无力的治疗常以抗 AChEI、糖皮质激素及免疫抑制剂为主，但由于老年患者可能存在多种基础疾病，因此在选择用药前，需排除与药物相关的禁忌证。同时，老年患者因生理机能下降，基础疾病较多，容易遗留机体功能障碍，影响生活质量。因此，生活中应该注意休息，避免过度劳累，行走起立时动作宜缓不宜急，避免摔倒。

（2）儿童患者：针对重症肌无力儿童患者早期启动日常支持管理具有重要

意义,一方面预防疾病加重,另一方面降低使用药物的不良反应。在日常饮食和生活习惯上,适度锻炼,避免劳累,避免过度饮食造成肥胖负担。在建立适当的阶梯锻炼方式,避免过度劳累的同时,使机体保持良好的状态。对于重症肌无力儿童患者的管理应注意,在启动免疫抑制治疗之前,可酌情接种临床安全的水痘疫苗及灭活流感疫苗,可以预防和减少免疫抑制期间青少年病毒感染的发生。避免用眼过度,注意眼睛休息,少看电子产品,定期眼科随诊可帮助预防弱视的发生,同时需密切关注患儿心理及情绪状态的变化,予以正确的关心与疏导,建立克服疾病的信心。

（3）妊娠期患者:重症肌无力患者在妊娠期的用药亦受到一定的限制,用药时需充分考虑药物致畸性,治疗时应对治疗收益及风险进行充分评估[59-60]。

1）抗 AChEI:溴吡斯的明属于 C 类妊娠期用药,在妊娠期使用相对安全[61]。AChEI 在眼肌型重症肌无力患者及 MuSK-Ab 阳性重症肌无力患者中的治疗效果较差。妊娠期间存在子宫收缩的危险,用药时应避免静脉注射新斯的明。

2）糖皮质激素:对胎儿几乎没有致畸作用,但可以增加患者妊娠期高血压、糖尿病、尿路感染的风险。需要密切监测血糖、血清离子、尿常规等生化指标水平[62]。大剂量糖皮质激素可能会引起胎膜早破及早产。少数研究认为服用皮质类固醇药物存在胎儿患唇裂的风险。一般胎儿的上颚在 12 周时已形成,因此可以选择在 12 周后使用皮质类固醇药物。孕妇口服小剂量泼尼松（<20mg/d）,只有 10% 通过胎盘进入胎儿循环。症状较轻者建议在备孕时使用致畸作用较小的剂量;中度症状者也建议使用类固醇激素;无症状者不建议相关治疗。服用类固醇激素的重症肌无力孕妇不建议在怀孕期间及产褥期停药[63]。

3）免疫抑制剂

他克莫司:不增加胎儿畸形的风险,在妊娠期可以使用,但是可造成早产和低体重新生儿[64]。部分新生儿娩出后容易发生一过性高血钾或一过性肾功能损伤,但多半不需要特殊处置,可自行恢复[65]。

硫唑嘌呤:对新生儿产生的不良反应相对较小,在孕期使用是安全有效的。治疗剂量内未见新生儿早产、流产的发生,可能与胎儿发育迟缓及新生儿低体重有关,有孕妇应用后胎儿出现室间隔缺损畸形的报道,大剂量使用可导致胎儿畸形,因此使用还应持谨慎态度[66]。

　　环磷酰胺：长期使用会导致卵巢早衰和不孕等；增加流产概率，有明确的致畸作用，在孕早期用药可造成头面部畸形、胎儿宫内生长发育迟缓，因此不推荐在孕期及备孕期使用，用药期间如有妊娠意愿，需提前 3 个月停药[67]。

　　环孢素：没有研究表明环孢素能引发严重的并发症或者胎儿畸形，但可能造成新生儿暂时性的白细胞、中性粒细胞和淋巴细胞减少；可增加低体重新生儿风险，导致早产及流产概率高，故不推荐生育期使用[68]。

　　甲氨蝶呤：具有致畸性，必须在计划妊娠前和妊娠期间避免使用，如有妊娠计划，需要提前 6 个月停药或换药，用药期间受孕则应考虑终止妊娠，如患者继续妊娠意愿强烈，可按 5mg/d 剂量服用叶酸，并积极行产检，如发现胎儿畸形立即终止妊娠[69]。

　　吗替麦考酚酯（骁悉）：可增加流产风险，具有致畸性，可以造成唇腭裂、心血管系统、中枢神经系统畸形，必须在计划妊娠前和妊娠期间避免使用。如需妊娠需至少提前 6 周停药[70]。

　　4）丙种球蛋白：被公认为是安全可靠的，在哺乳期也可以使用。

　　5）PE：受妊娠的影响女性的血容量及凝血状态可能会有所改变，故 PE 被用于丙种球蛋白之后的二线用药[71]。

　　6）生物制剂：如利妥昔单抗（美罗华），在妊娠 16 周以后可透过胎盘。但尚无致畸报道。有研究认为可以导致新生儿一过性 B 细胞降低，通常在 6 个月内可自行恢复。故临床使用还有待更多临床观察结果[72]。

　　4.劳动能力评估

　　劳动能力评估具体内容见表 2-2。

表 2-2　劳动能力评估表

级别	不同劳动能力
0 级	正常人状态
1 级	A. 基本从事原工作 B. 能胜任日常家务 C. 外出活动后有疲劳感，然次日能恢复
2 级	A. 勉强从事原工作，有时需病假 B. 家务能力下降 C. 外出活动后有明显的疲劳感，次日常需调整休息

(续表)

级别	不同劳动能力
3 级	A. 转而从事轻工作,或经常病假(>3 个月/年) B. 家务异常疲劳,或间歇从事家务 C. 能生活自理 D. 能户外近距离活动
4 级	A. 不能工作 B. 家务难以胜任 C. 生活部分自理,或呈间歇状基本自理 D. 有时户外近距离活动困难
5 级	A. 生活常难以自理 B. 仅可室内或床边活动
6 级	A. 生活不能自理 B. 卧床不起

注:6 级属于无行动能力,病情控制差。

5. 睡眠及精神状态评估

重症肌无力患者的易疲劳性及病情波动性会增加患者睡眠障碍的发生率,已有的研究证实严重的睡眠障碍存在诱发重症肌无力危象的可能,危及患者生命[73]。患者可以使用匹兹堡睡眠质量指数(Pittsburgh sleep quality index,PSQI)对自己的睡眠质量进行评价,总分 7 分及以下,表明睡眠质量较好;总分达到 7 分以上,则为睡眠障碍[74-75]。有严重睡眠障碍的重症肌无力患者可酌情服用安眠药,但表现为呼吸困难、吞咽困难的全身型重症肌无力的患者慎用安眠药。

由于重症肌无力有病情重、病程长、易复发等特点,患者需要长期服用药物治疗,同时部分患者生活自理能力欠佳,离不开家人照顾,这就容易使患者长期处于自责、内疚等不良的心理状态,而心理应激反应会引起患者神经、内分泌、免疫系统失调而导致情感障碍,从而进一步出现焦虑、抑郁等心理问题[76-77],影响患者的治疗体验和效果。调查显示,我国重症肌无力患者的抑郁发生率要高于焦虑,抑郁发生率在 58.3%～73.44%,而焦虑发生率约为 45.3%[78-80]。国外情况与我们截然不同,有关数据表明合并抑郁的重症肌无力患者约 25%,而合并焦虑的重症肌无力患者约 43.75%[81-84]。我们推荐采用焦虑、抑郁自评量表(SAS、SDS),这两个量表均是[85]由华裔教授 Zung 编制。SDS 标准分低于 53 分为正常范围,53～62 分为轻度抑郁,63～72 分为中度抑郁,73 分以上为重度抑郁；SAS 标准分低于 50 分为正常范围，标准分 50～59 分为轻度焦虑，标准分 60～69 分为中度焦虑，标准分 69 分以上为重度焦虑。

三、中医康复自我管理方案

1. 饮食起居管理方案

有研究表明，气温或季节变化[86]、过敏[87]、感染[88-89]等，均可导致重症肌无力患者病情复发或加重，通过对重症肌无力患者饮食起居进行管理调护，有效避免高危诱发因素，将有利于脾肾之气的修复，在可能的范围内避免病情的波动，减少反复，从而提高疗效。

（1）生活起居：首先应注意预防感冒，尽量做到未病先防，既病防变。一般室温保持在 22～24℃ 较为适宜，室内相对湿度以 50%～60% 为宜，经常通风换气。平时注意气温变化，防寒保暖，随季节和气温变化及时增减衣物，预防感冒。适当进行身体锻炼，加强营养，提高机体免疫力。在流感季节不去公共场所，以免引发呼吸道感染。一旦出现咳嗽、咳痰等呼吸道感染症状，应尽早就医治疗。

平时注意休息。重症肌无力患者受累的骨骼肌肉功能经过休息后都可以获得不同程度的恢复。因此，休息调养身体，避免剧烈体育运动，避免过度劳累对于防治该病非常重要。

眼睑型重症肌无力患者眼睑下垂往往具有朝轻暮重的特点，因为眼睛在经过一夜的充分休息之后，肌肉功能得到了恢复，早上下垂症状就会较轻；反之眼睛经过一天的劳累，到了下午，下垂的症状就会比较明显。而且重症肌无力眼睑下垂患者，不宜长时间看电视、手机、电脑及平板电脑等，因为患者此时双眼聚精会神固定于荧屏，眼肌容易疲劳，导致眼睑下垂特别明显。

（2）饮食调节：少食寒凉，多食温补。少食寒凉，是指日常饮食，尽量避免食用黄瓜、绿豆、海带、紫菜、西洋菜、西瓜、柿子、柚子、苦瓜、螃蟹、海鲜、冷饮等寒凉之品；多食温补之品，是指根据中医"劳者温之""损者益之"的理论，重症肌无力患者宜多食甘温补益之品。例如，牛肉、羊肉、鸡肉、韭菜、南瓜、胡萝卜、桃子、核桃、大枣等甘温之品。一般来说，甘味食物能够起到补益、和中、缓急的作用，因此多以此来滋补强壮，治疗人体五脏、气、血、阴、阳任何一方之虚证。性温食物能够起到温中、补虚、散寒的作用,气虚阳虚者可以选用,但是对于舌苔厚腻,湿热较重的重症肌无力患者,建议寻医问诊后,根据自身的体质及辨证分型,选择寒凉或者温补或是药食同源的食物。

2．运动及功法管理方案

重症肌无力患者可进行适度的运动锻炼,有利于增强体质、防止肌肉萎缩。活动宜选择在清晨、休息后或肌无力症状较轻时进行,并应自我调节活动量,以不感到疲劳为原则。

重症肌无力患者因受身体原因所限,不适合做过于激烈的体育运动。八段锦、太极、五禽戏、六字诀等功法的动作轻灵柔和,易学易行,对场地要求不高,可操作性强,而且多强调呼吸吐纳,正与重症肌无力相关指南中建议呼吸肌锻炼相契合,适合重症肌无力患者锻炼选用,尤其是病情较轻的患者。研究显示,八段锦有利于改善生活质量、睡眠质量、平衡能力、握力、躯干柔韧性、收缩压、舒张压及静息心率[90-91];太极拳则还有利于改善患者自我评定的睡眠质量,提高自身正气,调节免疫[92]。

3．精神调摄管理

精神情志活动与人体的生理变化有密切关系。临床上,本病的发生常常与患者长期精神紧张或过分思虑、悲伤等情志变化有关,患者的情志波动常可引起病情发展或恶化。在治疗及恢复过程中,患者及其家属的心态、情绪对治疗效果起到很重要的作用。保持愉快心境,消除悲观、恐惧、忧郁、急躁等不良精神伤害,建立必胜的信心,坚强的意志和乐观的情绪,对提高疗效,促进康复至关重要。据此,患者家属可采取以下方法加强对重症肌无力患者的心理调护。

（1）以情制情法:指用言行、事物为手段,激起患者某种情志变化,以达到控制其病态情绪,促进身心康复的方法。如对于神情抑郁低沉的患者,喜笑调护法颇为适合。可采取讲故事、说笑话、听相声、看滑稽戏剧表演等,使患者喜笑一番,心境快乐,或通过与患者谈心的方法,用关心、体贴或用大量事例,开导患者,让其看到希望之光,转忧为喜,鼓足生活的勇气,从而促使症情早日改善,身体康复。常与重症肌无力患者聊天,这样一方面可以充分了解重症肌无力患者的心态,帮助解决患者的困难,另一方面缓解了患者的心理压力,积极地促进了治疗。

（2）文娱怡神法:重症肌无力患者自行运用传统文娱方式,达到畅怡神情、活动关节、舒筋活血、神形共养为目的的一种方法。例如,各种游戏、舞蹈、弈棋、钓鱼、书画、玩具及音乐等,都为文娱怡神的方法。重症肌无力患者可根据其不同的证情和神情,以及各自兴趣爱好,分别选用相应的文娱项目。小儿患者好奇心强,故宜于选用新奇玩具,同时配合智力游戏活动,如垒积木、骑木马、捉小鸡等。

（3）环境爽神法:重症肌无力患者可以选择环境优美、风物宜人之处,以陶冶性情,爽神养心,促使康复。具体环境可选择充足的阳光、清新的空气、宜人的花香,居室宜通风透光、清静宽敞,色彩布置宜根据心情和病证而定,以赏心悦目为佳。建议重症肌无力患者平时根据自身情况做适量运动,可在家属的陪伴下,多到室外呼吸新鲜空气,这样往往可保持平静的心态,对治疗有积极效果。

4. 中医综合康复自我管理

我专科运用中医药治疗重症肌无力的手段丰富,包括中药辨证内服[93-95]、中药熏洗、针灸（滚针[96-97]、梅花针、温针灸[98]）、中药穴位敷贴及穴位埋针等治疗方法,以及传统健身功法（五禽戏、八段锦、六字诀、易筋经、太极拳）等康复疗法,可缓解症状、减少复发次数、改善临床症状、提高生活质量,具有不良作用少、疗程短、疗效好、患者依从性高、方法灵活多变等优势。

穴位按摩是中医适宜技术的一种,以经络腧穴学说、中国医学理论为基础,以按摩为主要施治方法,通过按摩手法刺激穴位,激发经络气血,达到防病保健的作用[99]。操作时手法适宜,用力适度,禁忌暴力按揉,每个穴位按揉 $1\sim2$ 分钟,以穴位有局部酸胀、透热为度。

眼肌型重症肌无力患者以眼眶周围穴位为主,如阳白、太阳、精明、攒竹、瞳子髎、丝竹空、四白、承泣等,可改善患者眼睑下垂、眼睑疲劳及复视等症状。

全身型重症肌无力以足太阳膀胱经、足阳明胃经、足太阴脾及任督二脉的穴位为主,如大椎、天突、足三里、三阴交等,可在一定程度上缓解患者吞咽困难、咀嚼困难、呼吸困难、颈项乏力、四肢乏力等症状。

参考文献

[1] 邓中光,邱仕君.邓铁涛对重症肌无力的认识与辨证论治[J].中国医药学报,1993,
8(2):41-43.

［2］刘友章,宋雅芳,蓝海,等.重症肌无力脾虚湿热病机探析[J].中华中医药学刊,2008,26(2):229-230.

［3］刘继刚.况时祥教授补脾益肾法治疗重症肌无力经验[J].四川中医,2007,25(9):7-8.

［4］陈凯佳,刘小斌.邓铁涛学术思想的传承与发展[J].广州中医药大学学报,2013,30(2):267-280.

［5］林海雄,王晓彤,杨伟钦.基于数据挖掘的国医大师邓铁涛治疗重症肌无力辨治规律探究[J].辽宁中医杂志,2017,44(12):2526-2528.

［6］李顺民,杨栋.邓氏理论治疗重症肌无力的思路与经验[J].中国临床康复,2005,9(41):181-183.

［7］黄子天,刘小斌.国医大师邓铁涛强肌健力饮治疗重症肌无力的临床应用及学术传承[J].广州中医药大学学报,2018,36(1):181-185.

［8］童妙然,杨晓军,陈楚纯,等.邓中光治疗重症肌无力处方用药分析[J].广州中医药大学学报,2018,35(2):350-352.

［9］钱同,蒋旭宏,裘昌林.裘昌林中医治疗重症肌无力经验[J].浙江中西医结合杂志,2016,26(8):687-690.

［10］蒋旭宏,黄小民,章正祥,等.裘昌林教授治疗重症肌无力的用药规律探究[J].中国中医急症,2016,25(3):428-432.

［11］王珏,张丽萍.裘昌林治疗痿证经验[J].中医杂志,2010,51(1):17-19.

［12］范逸品.从大气下陷论治慢性病经验举隅[J].中华中医药杂志,2012,27(6):1596-1598.

［13］周兴莲,李广文.李广文主任医师对重症肌无力的诊治特色[J].光明中医,2016,31(6):2327-2330.

［14］周兴莲,韦祖元,王玲,等.益气健脾方加味治疗重症肌无力223例[J].实用中医药杂志,2017,33(8):910-911.

［15］陈国中,徐珊,张永生,等.补气升提法治重症肌无力[J].浙江中西医结合杂志,2011,21(4):229-230.

［16］张燕平.李声岳治疗眼肌型重症肌无力经验[J].中医杂志,2006,47(2):97.

［17］杨俊红.健脾益气法治疗重症肌无力临床观察[J].中西医结合心脑血管病杂志,2018,6(10):1242-1243.

［18］乞国艳,薛银萍,杨红霞,等.中西医结合治疗重症肌无力对乙酰胆碱受体抗体和CD^+4CD^+25Tr调节免疫细胞的研究[J].中华中医药学刊,2017,35(2):415-420.

［19］张富强.补中益气汤对于重症肌无力患者外周血体液免疫功能指标的影响[J].世界最新医学信息文摘,2017,17(104):143-144.

［20］刘会武,伊桐凝.张静生治疗重症肌无力经验介绍[J].中国中医药信息杂志,2006,13(10):85-86.

［21］鲍波,张静生,乔文军.加用黄芪复方颗粒治疗重症肌无力临床观察[J].广西中医药大

学学报,2016,19(1):13-15.

[22] 王爽,乔文军.复方黄杞汤对Ⅰ、Ⅱ型重症肌无力复发率的影响[J].亚太传统医药,2018,14(1):175-176.

[23] 陈书婷,乔文军.复方黄杞治疗重症肌无力的临床观察[J].北方药学,2016,13(6):31-32.

[24] 牛广华,孙旭,张春明,等.黄芪复方对重症肌无力患者淋巴细胞亚群、免疫球蛋白及补体的影响[J].中国中西医结合杂志,2009,29(4):305-308.

[25] 盛昭园,陈钢,董云,等.李庚和重症肌无力诊治经验[J].辽宁中医杂志,3013,40(6):1084-1085.

[26] 蒋方建,吴青,陈钢,等."强力方"治疗重症肌无力临床观察及对外周血淋巴细胞表型的影响[J].上海中医药杂志,1999,7:10-11.

[27] 马耀茹,窦建卫.重症肌无力中医病机证治初探[J].陕西中医函授,1997,4:14-15.

[28] 徐进.张怀亮教授六法辨治重症肌无力临床经验[J].中医学报,2017,32(226):376-379.

[29] 文颖娟.杜雨茂从脾肾辨治重症肌无力经验[J].上海中医药杂志,2014,48(7):1-3.

[30] 王永生.健脾益肾法治疗重症肌无力机理探讨[J].陕西中医,2010,31(12):1638-1640.

[31] 刘少云.尚尔寿教授诊治重症肌无力经验摭拾[J].中医药学刊,2001,19(4):306.

[32] 于振宣,黄冲强,季晓莉.尚尔寿治疗痿证经验[J].中医杂志,1995,36(9):522-524.

[33] 顼宝玉.从肝从风论治眼肌型重症肌无力的中医理论研究[J].中西医结合心脑血管病杂志,2012,10(10):1247-1250.

[34] 孙玉洁,李家庚.李家庚治疗重症肌无力经验[J].湖北中医杂志,2014,36(6):30.

[35] 郑开梅.孙慎初治疗重症肌无力的经验[J].上海中医药杂志,2005,39(7):19-20.

[36] 文凯华,牛跃辉,王宝亮.王宝亮教授治疗重症肌无力验案三则[J].中医临床研究,2012,4(24):19-21.

[37] 王中琳.王新陆教授从肝脾肾论治重症肌无力经验[J].中国中医药现代远程教育,2010,8(15):4-5.

[38] 王永生.重症肌无力的中医治疗与研究探析[J].辽宁中医杂志,2010,37(10):1930-1932.

[39] 况时祥,况耀轲.重症肌无力从湿毒论治探讨[J].湖南中医杂志,2013,29(12):5.

[40] 郭亚蕾,陈虹,王京芳.刘友章辨治重症肌无力临床经验[J].辽宁中医杂志,2013,40(1):41-42.

[41] 双晓萍.谭子虎教授治疗重症肌无力辨证遣药经验[J].中西医结合研究,2014,6(3):163-164.

[42] 吴相春,来静.吴以岭诊治重症肌无力的学术思想及经验[J].江苏中医药,2009,41(3):25.

[43] 许凤全.吴以岭教授从奇经和络脉论治重症肌无力经验撷萃[J].四川中医,2006,24(2):4-6.

[44] 江岸,李平.通督调神针法治疗重症肌无力临床观察[J].四川中医,2015,33(3):152-154.

[45] 严攀,皮燕,周建伟.从督脉论治重症肌无力概述[J].实用中医药杂志,2009,25(2):108-109.

[46] 江花,潘洪,王明杰.王明杰治疗重症肌无力经验[J].中医杂志,2014,55(6):464-466.

[47] 徐文桢,龚潮梁.乙酰胆碱受体抗体测定对重症肌无力的诊断价值[J].中国神经精神疾病杂志,1989,15(1):6.

[48] 王祥春,路露,王立阳.综合疗法治疗重症肌无力 50 例[J].实用中医内科杂志,2010,24(1):86.

[49] 陈来雄.补肾活血汤配合针灸治疗重症肌无力肾虚型 60 例观察[J].实用中医药杂志 2015,7(31):7.

[50] 黄健烽,李舜,梁杰.老年重症肌无力康复训练的研究进展[J].老年医学与保健,2021,27(5):1107-1109.

[51] Corrado B, Giardulli B, Costa M. Evidence-Based Practice in Rehabilitation of Myasthenia Gravis. A Systematic Review of the Literature[J]. J Funct Morphol Kinesiol, 2020, 5 (4): 71.

[52] O'Connor L, Westerberg E, Punga AR. Myasthenia Gravis and Physical Exercise: A Novel Paradigm[J]. Front Neurol, 2020, 11: 675.

[53] 许会弟.空军航空医学.个体化康复护理在重症肌无力患者中的应用效果研究[J].2022,39(4):361-363.

[54] 王晓芳,李海峰,丛志强,等.重症肌无力患者医院感染的回顾性分析[J].感染·炎症·修复,2004,5(3):100-102.

[55] 杨云英,林静仪.重症肌无力患者实施中医辨证施护的临床研究[J].新中医,2010,42(7):67-69.

[56] 杨云英,刘凤斌,侯政昆,等.重症肌无力患者病情复发或加重的影响因素分析[J].护理学报,2012,19(2B):60-65.

[57] 杨云英,林静仪.30 例重症肌无力危象的护理观察[J].新中医,2009,41(12):72-73.

[58] 韩雄,许贤豪,方树友,等.血清睾酮、雌二醇水平与重症肌无力患者病情变化的关系[J].中华神经科杂志,2000,33(1):24-27.

[59] 徐金枝,杨明山,吴昌杰,等.女性激素与重症肌无力关系的研究[J].中华神经科杂志,1996,29(6):351-353.

[60] 段正昊,白涛,冯娟.重症肌无力患者妊娠期管理的研究进展[J].卒中与神经疾病,2022,29(1):97-99.

[61] 吴慧,朱雯华,刘华,等.重症肌无力与妊娠[J].中国临床神经科学,2014,22(6):672-676.

[62] 李海峰.重症肌无力患者的妊娠管理:英国多学科共同制定的临床实践指南[J].中国神

经免疫学和神经病学杂志,2014,21(3):228-229.

[63] Norwood F，Dhanjal M，Hill M，et al. Myasthenia in Pregnancy：Best Practice Guidelines from a UK Multispecialty Working Group［J］. J Neurol Neurosurg Psychiatry，2014，85：538-543.

[64] Laskin CA，Bombardier C，Hannah ME，et al. Prednisone and Aspirin in Women with Autoantibodies and Unexplained Recurrent Fetal Loss[J]. N Engl J Med，1997，337：148-153.

[65] Benediktsson R，Calder AA，Edwards CR，et al. Placental 11 Betahydroxysteroid Dehydrogenase：A Key Regulator of Fetal Glucocorticoid Exposure［J］. Clin Endocrinol（Oxf），1997，46：161-166.

[66] Kainz A，Harabacz I，Cowlrick IS，et al. Review of the Course and Outcome of 100 Pregnanciesin 84 Women Treated with Tacrolimus［J］. Transplantation，2000，70（12）：1718-1721.

[67] Yuksel Y，Yuksel D，Yucetin L，et al. Use of Tacrolimus During Pregnancy After Kidney Transplantaion[J]. Transplant Proc，2019，51(7)：2361-2366.

[68] Leroy C，Rigot JM，Leroy M，et al. Immunosuppressive Drugs and Fertility[J]. Orphanet J Rare Dis，2015，10(1)：136.

[69] Harward LE，Mitchell K，Pieper C，et al. The Impact of Cyclophosphamide on Menstruation and Pregnancy in Women with Rheumatologic Disease［J］. Lupus，2013，22：81-86.

[70] Ferrero S，Pretta S，Nicoletti A，et al. Myasthenia Gravis：Management Issues During Pregnancy[J]. Eur J Obstet Gynecol Reprod Biol，2005，121：129-138.

[71] Durst JK，Rampersad RM. Pregnancy in Women with Solid Organ Transplants：A Review[J]. Obstet Gynecol Surv，2015，70(6)：408-418.

[72] Hamel J，Ciafaloni E. An Update Myasthenia Gravis and Pregnancy[J]. NeurolClin，2018，36(2):355-365.

[73] Varne RM. Myasthenia Gravis and Pregnancy[J].Clin Obstet Gynecol，2013，56(2)：372-381.

[74] Voulgaris E，Pentheroudakis G，Pavlidis N. Cancer and Pregnancy：A Comprehensive Review[J]. Surg Oncol，2011，20：175-185.

[75] 李海峰,王琳,高翔,等.重症肌无力严重程度新量表的形成与信度效度评价[J].中华神经科杂志,2018,51(6):430-437.

[76] Vera B，Michael B，Henning A，et al. Efficacy and Safety of Rozanolixizumab in Moderate to Severe Generalized Myasthenia Gravis A Phase 2 Randomized Control Trial[J]. Neurology，2021，96(6)：e853-e865.

[77] Serapio C，Saltman A. A Triad of Myositis，Myasthenia Gravis，and Myocarditis in

Patients Receiving Immune Checkpoint Inhibitor Therapy for Advanced Cancer：A Case Series[J]. The Journal of rheumatology，2021，48(7)：1158.

[78] 石嘉.重症肌无力患者自我感受负担与社会支持、应对方式的相关性研究[J].成都医学院学报，2019，14(1)：115-117.

[79] 逯瑞，卢宏，杜冉，等.重症肌无力患者抑郁障碍与皮质醇昼夜节律的关联性分析[J].中风与神经疾病杂志，2013，30(4)：351-354.

[80] 胡冬梅，金晓茜，贺晓梅.重症肌无力患者抑郁、焦虑、失眠症状发生率以及影响因素研究[J].中国临床医生杂志，2016，44(1)：36-38.

[81] 刘慧华.重症肌无力合并抑郁78例相关因素分析[J].蚌埠医学院报，2014，39(5)：579-582.

[82] 邱力，冯慧宇，黄鑫，等.重症肌无力患者抑郁、焦虑、失眠发生率及其相关因素分析[J].中华医学杂志，2010(45)：3176-3179.

[83] Alanazy M H. Prevalence and Associated Factors of Depressive Symptoms in Patients with Myasthenia Gravis：A Cross-Sectional Study of Two Tertiary Hospitals in Riyadh，Saudi Arabia[J]. Behav Neurol，2019，2019：9367453.

[84] Braz N，Rocha N P，Vieira É，et al. Muscle Strength and Psychiatric Symptoms Influence Health-Related Quality of Life in Patients with Myasthenia Gravis[J]. J Clin Neurosci，2018，50：41-44.

[85] 张作记，丁元林，万崇华，等.行为医学量表手册[M].中华医学电子音像出版社，2005.

[86] Blum S，Lee D，Gillis D，et al. Clinical Features and Impact of Myasthenia Gravis Disease in Australian Patients[J]. J Clin Neurosci，2015，22(7)：1164-1169.

[87] Yeh J，Kuo H，Chen H，et al. Higher risk of Myasthenia Gravis in Patients with Thyroid and Allergic Diseases：A National Population-Based Study[J]. Medicine (Baltimore)，2015，94(21)：e835.

[88] 董秀娟.重症肌无力危象诱因分析及中西医结合救治疗效的评价[D].广州:广州中医药大学，2008.

[89]] Kassardjian C D，Widdifield J，Paterson J M，et al. Serious Infections in Patients with Myasthenia Gravis：Population-Based Cohort Study[J]. Eur J Neurol，2020，27(4)：702-708.

[90] Wangf，Leeeko，Wutx，et al. The Effects of Tai Chi on Depression，Anxiety，and Psychological Well-Being：A Systematic Review and Meta-Analysis[J]. Int J Behav Med，2014，21(4)：605-617.

[91] Zou L，Sasaki J E，Wang H，et al. A Systematic Review and Meta-Analysis Baduanjin Qigong for Health Benefits：Randomized Controlled Trials [J]. Evid Based Complement Alternat Med，2017，2017：4548706.

[92] Dusz，Dong J S，Zhang H，et al. Taichi Exercise for Self-Rated Sleep Quality in

Older People：A Systematic Review and Meta Analysis[J]. Int J Nurs Stud，2015，52（1）：368-379.

[93] 戴梦,刘杰,张辰玥,等.李庚和从脾肾论治重症肌无力经验析要[J].环球中医药,2021,14(8):1469-1472.

[94] 盛昭园,董云,俞淼青,等.强力益气方治疗重症肌无力的疗效及声学评价[J].世界中西医结合杂志,2015,10(6):788-790,794.

[95] 盛昭园,陈钢,董云,等.李庚和重症肌无力诊治经验[J].辽宁中医杂志,2013,40(6):1084-1085.

[96] 盛昭园,刘杰,戴梦,等.滚针治疗重症肌无力临床应用探讨[J].浙江中医杂志,2021,56(10):755-756.

[97] 戴梦,吴亭葶,刘杰,等.滚针配合强力益气方对脾气虚型重症肌无力患者疗效及炎症因子水平的影响:随机对照研究[J].中国中西医结合杂志,2021,41(11):1324-1329.

[98] 盛昭园,陈钢,胡智海,等.温针灸配合中药治疗眼肌型重症肌无力临床观察[J].上海针灸杂志,2015,34(6):540-542.

[99] 刘方芳,阚丽君.中医护理技术应用于视疲劳患者的研究进展[J].护理学杂志,2017,32(19):16-18.

第三章
重症肌无力的学术思想

李庚和学术思想

一、李庚和教授生平

李庚和教授生于齐鲁大地,青年时先于济宁医士学校学习现代医学,后又至沪上丁甘仁先生创办的上海中医专门学校潜心研习岐黄之技。她从医近六十载,跟随沪上名医夏应堂的高足张近三先生临证。早中期广涉各种内科杂病,后专攻神经肌肉疑难疾病方向。她在夏应堂、张近三两位先生经验的基础上,对重症肌无力的病因病机、发病模式、诊疗过程及预后康复进行了深入研究,颇有心得,并因此蜚声中外。

二、李庚和教授的学术专长

李庚和教授在学术上尊崇中医经典《黄帝内经》之旨,注重诊法,倡用经方。在内科杂病的诊治过程中,注重顾护脾胃之气,首辨邪正,提倡祛邪为要,邪去则正安。传统的中医医者对于疾病的诊断与治疗多以临床症状为依据;而神经肌肉疾病临床多见肌肉萎缩,多数医者往往将其全部归于"痿病"范畴,并以"治痿独取阳明"法总督其治则用药。但李庚和教授认为中医"痿病"虽涉及范围较广,但神经肌肉类疾病种类多样,发病原因与病机纷繁复杂,常常涉及多个脏腑,临床当详据病因病机仔细甄别,确定治则治法;但本着"脾胃元气既伤,元气亦不能充满,诸病之所生"理论,调治阳明在各类神经肌肉疾病患者中均有应用的可能性。

　　李庚和教授分析总结了除外重症肌无力的临床常见的神经内科慢性肌肉疾病,如肌萎缩侧索硬化、进行性肌营养不良、多发性肌炎、甲状腺功能亢进性肌病等,并对其病因病机进行仔细鉴别,对治则治法进行详细分析。

　　肌萎缩侧索硬化的病变部位在运动神经元,属进行性发展的神经元损害性疾病。患者多见大、小鱼际肌肉萎缩、肌束震颤,甚则胸大肌、肩臂各肌群萎缩,其症类似于"痿病"之属。当病情进展至后期可见吞咽困难、痰涎增多等;并伴腰酸、肢冷、神疲乏力、舌肌震颤等症状;舌质多红或暗,脉或细弦或沉弦。究其病机多责之太阴脾、少阴肾、厥阴肝三阴经俱损,精血亏耗,筋脉肌肉失养,治当宜健脾补肾养筋。若痰涎壅盛、大便干结,可加化痰清热之药,如指迷茯苓丸类。痰湿化则脾胃健,脾为胃行其津液,四肢禀水谷之气,筋骨肌肉得以濡养,则诸症缓和。故李庚和教授认为"逐痰化湿补肾法"当贯穿治疗肌萎缩侧索硬化治疗的全程。但因疾病自身进行性进展的特点,至今仍未有有效的治疗方法,后期多见因吞咽困难、呼吸肌无力,最终致肺部感染而死亡。

　　进行性肌营养不良是由先天性缺陷,导致肌细胞能量代谢障碍的遗传性疾病。临床主要表现为进行性加重的肌肉萎缩与无力,多于幼年起病,表现为四肢肌肉萎缩,或伴有肢体远端假性肌肥大;大多数情况下病程 5 年左右患者即丧失活动能力。李庚和教授认为本病属先天不足,后天失养所致。概"脾主肌肉,灌溉四旁";受谷者浊,受气者清,清者注阴,浊者注阳;脾胃为本,胃强则容纳五谷化精微,清者为营,浊者入卫,是谓经云"清阳实四肢"。"形不足者,温之以气",治疗上多用补肾运脾、化瘀通络之法;药当用人参、黄芪、苍术、鸡内金、半夏、茯苓、丹参、地龙、蕲蛇等。

　　多发性肌炎是由自身免疫异常引起肌肉组织细胞发生炎症、变性,为影响肢带肌、颈项肌与咽部肌肉为主的非遗传性肌病。李庚和教授认为本病多发于正气不足,风湿热邪乘虚而入之人。因邪滞经络,阻塞气血畅达,致肌肤不仁、筋脉失养而致痿,当治以补益气血为主,见风则疏风,有湿则利湿,兼热则清热,可掺以活血药,取"治风先治血,血行风自灭"之义,以期气血运行恢复,则筋脉四肢得以濡养。

　　甲状腺功能亢进性肌病继发于甲状腺功能亢进症,以近端肌肉无力为特点起病,逐渐发展到四肢远端肌肉。男性发病率多于女性,症见双手颤抖、畏热、体重减轻、失眠、眼球突出等甲状腺功能亢进症状,部分患者可见局部肌萎缩。

李庚和教授观察分析此类患者多不见脾虚征象,而多以阴虚阳亢、痰热上攻等证为主要表现。故治疗以清化痰热、软坚泻火为主,常以导痰汤加减,酌加夏枯草、牡蛎、海藻、昆布、黄连、郁金等清热化痰之品,待甲状腺功能亢进症状平复之后,再投以益气健脾之剂收功。

重症肌无力就发病机制而言属获得性自身免疫性疾病,主要病变的部位为神经肌肉接点部分。李庚和教授认为其病因与发病特点与其他神经肌肉疾病有明显不同。重症肌无力表现为晨轻暮重周期性波动变化的症状,肌肉无力呈现波动性,但绝大多数患者表现为肌肉无力,但没有肌肉萎缩的症状。根据上述疾病特点,李庚和教授结合多年临床经验,为重症肌无力多种临床表现"正名",她认为重症肌无力如不见肌肉萎缩,不应属"痿病",而应将其归于"虚劳"范畴;并提出以"脾肾学说"为指导,以培补脾肾为治则,以中西医结合治疗重症肌无力的观点,为这一疑难疾病的诊治开创了新格局。

三、探经典统一重症肌无力中医病名

在中华文明的长河里,中医药作为传统文化的一部分拥有绵延的历史。在历史长河中,对于疾病症状与病名的称呼描述不一,为现今医者的理解带来了困难。

根据重症肌无力患者已有临床表现特点,李庚和教授认为,随着医学技术的发展,统一重症肌无力的中医病名有利于本病的临床诊断与治疗的规范化。通过反复比对典籍文献,结合重症肌无力患者的临床表现,将两者相比较后筛选出最为契合的定为病名及证名。

1. 眼睑下垂(睑废、睢目)

眼睑即眼胞,在中医眼科学五轮学说中被定为"肉轮"。重症肌无力患者常因提上睑肌无力而出现眼睑下垂,未经治疗者症状多呈波动性,表现为朝轻暮重。清代顾锡在《银海指南·气病论》中言:"中气不足,为眼皮宽纵。"李庚和教授指出"眼睑下垂"之证在历代文献中均有记载,如上胞下垂等,病名杂陈,不利于临床探究症状背后的机制。

李庚和教授通过文献考证,认为《诸病源候论·睢目候》中"目,为脏腑血气之精华……若血气虚……其皮缓纵……垂覆于目,则不能开,世呼为睢目"的

"睑目"与《目经大成》中所记载的"脸废",被用来描述重症肌无力眼睑下垂的表现最为贴切。

2．复视（视歧）

五轮学说中瞳神为"水轮",为肾所主,目得精血而视,此为人眼之所以具备视力的生理基础。《灵枢·大惑论》云:"五脏六腑之精气,皆上注于目而为之精……精散则视歧,视歧见两物。"故后人将视歧列于"五脱"中,而有"精脱则视歧"之说。李庚和教授认为,重症肌无力患者见"视一为二"的症状,与经典中记载的"视歧"病因病机基本相同,故而将复视正名为视歧。

3．构音障碍（声瘖）

发音之生理,源自于"气"。《灵枢·海论》云:"气海不足,则气少不足以言。"《素问·脉解》云:"阳盛已衰,故为瘖也。"诸医家都认为气少、气夺可致音微声嘶。"会厌者,声音之户也""足之少阴（肾）上系于舌,络于横骨,终于会厌"等论述,均提示发音与足少阴肾经的联系。李庚和教授认为,重症肌无力患者延髓肌无力而见构音障碍,与肾气亏虚密切相关,与经典文献记载的"声瘖"之病因病机有异曲同工之处。

4．舌肌萎缩（舌痿）

全身型重症肌无力患者常常可见舌体软弱、伸卷无力。李庚和教授认为,脾主肌肉,肌肉为舌之本,太阴脾虚则见舌痿。初起痿而舌淡,多责之气血两虚;久病者舌面凹凸不平,概肝肾精血亏虚,少阴之脉挟舌本,舌体失养,故发为舌痿。

5．颈项乏力（头苦倾）

重症肌无力患者常出现头倾下垂,进食时需以手托下颌辅助支撑,此为颈项部肌力减弱无力支撑头颅所致。《灵枢·口问》曰:"上气不足,脑为之不满,耳为之苦鸣,头为之苦倾,目为之眩。"李庚和教授据此将重症肌无力颈项无力的症状命名为头苦倾。

四、辨病辨证相结合论治重症肌无力

重症肌无力就病因而言,属获得性自身免疫性异常类疾病。根据其症状及临床表现,李庚和教授认为其病机责之脾肾虚损,少阴先天与太阴后天俱不足为疾病发生的本质。

重症肌无力患者素体禀赋不足,形体亏耗,相较常人更不耐劳累。劳力则耗气,劳心则耗血,日久则气血不足;外邪侵袭,首犯卫表,腠理闭塞,肺气不宣,则太阴受损;寒性收引,易伤阳气,热则易耗气伤津;平素伤食损伤脾胃、腹泻,致气血生化乏源;七情内伤,气机紊乱,致脏腑阴阳气血失调;女性经期生理性失血过多,或患月经病、行人工流产术等则更致气血衰少。故劳累、外感、气候变化、饮食不节、情绪波动、女性经期与妊娠等因素常为重症肌无力发病的诱因。

人体的气化过程是以五脏为容器,以经络为通道,以气血精津液为原料,加工合成风、寒、暑、湿、燥、火六气的物质能量转化过程。是故气血本为脏腑经络生理活动之物质基础;同时气血生成、代谢的过程更依赖于脏腑经络正常的功能,而使脏腑发挥功能的原动力就在于元气。少阴肾为先天之本,精化气、气养神,肾精为生命活动之源;中焦太阴脾如沤,运化水谷精微,培元养气,后天补先天。故元气的生成、充沛,赖于肾与脾的协同作用。

李庚和教授认为重症肌无力患者多气血亏虚,元气不足,病责之于脾、肾。可见培补脾肾即培补元气,故培补元气为治疗重症肌无力的治疗原则。

重症肌无力分型论治如下。

1. 脾气虚型

重症肌无力的发病特点:受累肌肉极易疲劳,经休息可部分恢复,全身肌肉均可受累,其中以提上睑肌受累最为常见。

李庚和教授认为,脾在体为肉,脾胃为气血生化之源,营养五脏六腑、四肢百骸。若饮食劳倦,或久病、大病,脾虚气弱,清阳不升,肌肉筋脉失养,则四肢肌肉升举乏力;眼胞为"肉轮",现代社会较常使用,若气血消耗甚多先累及眼胞,故本病初发多先见眼睑下垂之症。《诸病源候论·睢目候》曰:"目,是脏腑血气之精华……若血气虚……其皮缓纵……垂覆于目,则不能开,世呼为睢目。"中焦化生乏源,气血不足,多见头重不举、多卧少起、少气懒言、神疲肢倦等症。"劳则气耗",即重症肌无力患者常见劳作愈甚则无力愈甚,恰与"劳倦伤脾"相符。脾虚失运,水湿稽留,湿性重滞,亦令肢体困顿乏力。

本病肌肉无力的特点:①朝轻暮重,脾应"日昳",脾应"黄昏至合夜",朝轻暮重的时相变化与脾所主时相符;②肌肉无力症状时重时轻,活动后症状加重、休息后可稍事缓解,查体疲劳试验明显,缺乏耐久力。重症肌无力延髓型患者,因咽肌受累,见言语不久即构音不清,甚至失声,需不断休息方能勉强讲完;进食乏力,需停歇多次积蓄力量才能继续咀嚼。本病发病之初多见间断性的气血接续不及,呈起伏状态。初病气血消耗不能接续则力弱,休息后气血有所积蓄则无力症状减轻;但随病程迁延、病情加重,气血积蓄恢复所需时间也越来越长。本阶段症状尚属轻浅,休息后可恢复部分肌力,故临床上单纯脾气虚型重症肌无力患者疗效相对较好。

2. 脾肾气阴两虚型

脾为后天之本,脾虚日久则肾气亏损,久虚不复则损,损则难复,临床常表现虚损并见,因证型而异。脾运失司则无以输布津液,肾阳不足则无以温煦蒸腾,津液不能濡润肌肉筋骨,致肌肉软弱无力。肾藏精生髓,通脑窍。若体质素虚,年老肾衰或久病肾亏,精气不足,颈软不能抬头。《灵枢·海论》曰:"脑为髓之海……髓海不足……懈怠安卧。"《黄帝内经》称瞳孔为命门。瞳神属肾为"水轮",目得精血而视。《灵枢·大惑论》曰:"五脏六腑之精气,皆上注于目而为之精……精散则视歧,视歧见两物。"瞳神赖肾气所注,若肾气不足,就会出现复视、斜视、眼睑闭合不全。《景岳全书》云:"目视无光及昏黑、倦视等证,悉由水亏血少而然,宜《济阴》地黄丸、左归丸之类主之",阐明了肾阴与倦视等的关系。张介宾云:"喑哑之病……虚者其病在本,因内夺而喑也",进一步提出因虚致喑有在肾、在脾的治法:"虚损为喑者,凡声音之病,惟此最多……凡伤阴病在肾者宜左归丸、右归丸、大补元煎之类,择而用之""凡中气大损而喑,其病在脾,宜归脾汤、补中益气汤之类主之"。脾肾虚损时又可导致五脏之间的互根互用失衡,临床常影响肺、心、肝等多脏功能,继发多脏腑病变。脾主运化,脾气虚损则气血生化乏源,见纳呆、消瘦、倦怠嗜卧;中气虚损,气陷而升清乏力,见便溏,颈项痿软;卫出中焦,中焦脾虚,腠理失于密固,见自汗出,易为外淫侵袭。肝开窍于目,肝虚则见目睛失养,畏光,目涩流泪,视物不明;肝主筋,脾主肌,共司运动系统,肝脾亏虚则筋疭肉萎;肺脾不足,则太阴宗气生成乏源,息道不利,气血运行迟滞,见胸闷,少气懒言,咳痰无力;肾水不足,则瞳神无养,目失睛明;肾不纳气,则呼吸表浅;心神不足,则精神萎靡、失眠、焦虑。可见脾虚及肾、积虚成损为重症肌无力中医发病机制的重要转变与发展环节,提示疾病进展加重,传变损及先天难治,此阶段症状较深、较重且广泛。

3. 脾肾阳虚型

随着疾病发展,重症肌无力患者脏腑虚损益甚则元气大虚。元气为脐下肾间动气,为五脏六腑之本、十二经脉之根,通过经脉通道敷布全身,影响人体生长、发育和生殖。因此,元气为人生根本之气,全身各处之气均源自于此。脏腑之气、经络之气均为元气派生而分布于脏腑、经脉、四肢百骸中,是构成脏腑、经脉的基本物质,是生命活动的原动力。元气虚损即脏腑、经脉本体受损。

重症肌无力危重症患者多见四肢厥冷、呼吸窘迫、平卧不能,甚则呼吸肌瘫痪、汗出淋漓、脉微欲绝,进而发生呼吸衰竭。此为元气虚损至极而成衰,肾损五脏衰、真气匮乏,实属逆证危候,西医称之为"肌无力危象"。若发现、治疗不及,则由元气衰败,大气下陷发展至气脱亡阳之死证。如救治及时,予呼吸机机械辅助通气;同时予参附汤、参蛤散等大补元气、回阳固脱之法,尚可恢复自主呼吸,挽救生命。

重症肌无力危象属重症肌无力病情控制不佳,或感受外邪后,在慢性虚损状态基础上触发的急性呼吸衰竭,元气骤脱、接续不及之证,这不同于自身三阴元气逐渐亏耗最终发生的慢性呼吸衰竭。随着现代医学技术的发展进步,急救水平的提升,重症肌无力危象经恰当救治后,元气多可渐复,摆脱危象状态。

重症肌无力或为标本皆虚,或为因虚致实的虚实夹杂证。病机上不仅见气血化生乏源,且又易被损耗。肝藏血,脾统血,肝脾不足,营血藏统不力则溢亏,血以载气,气失涵养则脱;肾为作强之官,肾虚失之封藏,则精气不固。劳累、外感、饮食不节、气候变化、情绪波动、女性经期、妊娠等多种因素耗气伤血损精,气血精俱不足,则病证反复发作,迁延不愈。虚则邪自内生,因虚致实,见脾虚生湿、肺虚痰阻、肝郁气滞、气虚血瘀等虚实夹杂证。临床常用的西药如 AChEI、激素等皆可产生类湿浊之病理产物,阻滞经脉,郁遏气机。本病属中医学"虚损"的范畴,气血阴阳俱不足,兼夹湿邪为患,本虚标实,虚多实少,病变脏腑主要在脾、肾,尤以在脾为重点。正气不足之地最易为邪所侵,临床本病患者多见正邪相持、正虚邪盛、正虚邪恋,而正邪纷争相对少见,故治法以扶正为主,或扶正祛邪并用。

《素问·五运行大论》云:"北方生寒,寒生水,水生咸,咸生肾,肾生骨髓,髓生肝"。《灵枢·经脉》谓:"人始生,先成精,精成而脑髓生"。肝藏血,肾藏精,精血同源,相互滋生转化。肝肾同起源于生殖之精,少阳肝胆之相火源于命门。

水生木,木生火,生生之气,以肾为体,以肝为用。虚病久病多损及肝、肾,临床上常相火过亢与肝肾亏虚同见。李庚和教授认为,肝、肾常为五脏相移的最后一关。部分难治性、免疫相关性神经肌肉疾病的最终阶段往往损及肝、肾;补益肝肾当同时进行。例如,重症肌无力危象即肾精衰竭,元气式微的表现,治疗在大补元气的前提下,当乙癸同补。

纵观重症肌无力病机“虚、损、衰”的演变过程,反映本病证候变化的轨迹与病位进展深入的阶段性规律,即由功能减退到形质损害,直至功能衰竭的病理变化过程。

第二节　海派中医与北丁南夏

民国时期的上海滩,北市有名医——丁甘仁,南市亦有名医——夏应堂,两人合称“北丁南夏”。

李庚和教授治疗重症肌无力的经验,大部分传承自恩师张近三先生;而张近三先生为沪上名医夏应堂先生的高足。

一、海派中医的诞生

1. 海派中医形成的土壤

“海派中医”是指具有“海派文化”特征的上海中医药,是海派文化的重要组成部分之一。

海派中医源于清末,根植于长三角上海这一片热土,是以上海地区特定政治、文化、社会经济、医学背景为土壤,具有特定地域特色与内涵的中医流派。

19世纪40年代,上海与广州、厦门、福州、宁波四个城市一起在鸦片战争之后被迫开埠,五口通商。经年,十里洋场成为上海的代名词,并衍生出特有的租界文化;上海成为全国的政治中心、贸易中心、东方的华尔街。当时的上海会聚了全国乃至全球的名人雅士;各种思潮交流、碰撞并融合,最终融合形成为了海派文化。上海当时流行的小说、绘画、电影、著作及戏剧等均蕴含着浓浓的海派文化之风,医学当然也不例外。东西方文化的碰撞,中西医技术的抗争与交融,使海派中医相较于内陆的部分秘传医学,表现出海纳百川、开放包容的特点;海派医家也更愿意著书立说、开门授课,以便思想与文化的传承。

2. 海派中医成长的环境

海派中医就是在当时特定的文化环境下慢慢成形并发扬壮大的。"发皇古艺,融汇新知。继承不泥古,创新不离中",是对海派中医特质与精神的概括。在整个海派中医形成发展过程中,包括学校教育、医院、出版业、中医药产业等各个行业,无不突出着中医的特质。

20世纪初,上海滩可谓是一个教育鼎盛的城市,当时的民办中医教育机构40余家,其中最为著名的是"老三校":北丁南夏两位先生所创办的上海中医专门学校、章太炎先生鼎力赞助的中国医学院,以及朱南山先生创办的新中国医学院。众多的教育机构培养出5 000多人次的中医药人才,输送到全国各地甚至海外,这是海派中医一个特别贡献。

除了中医的教育机构,上海民国时期的医疗机构也为数不少。以"老三校"为例,都有自己的附属医院。如上海中医专门学校的南、北广益中医院,实质就是医学院校学生的实习基地,可见在当时的上海滩已经有了现代医学高等教育学校与附属医院的医学人才培养模式。

此外,民国时期的上海也是全国中医药书籍与报刊出版发行的中心,当时沪上公开发行的中医药相关报刊将近170种。同时中医药的相关产业也蓬勃发展,20世纪30年代上海的中药铺700余家,中药药材批发商600余家,可谓"药铺林立",可见当时沪上中医药整体发展的盛况。

第一个中医药团体、第一张中医药报纸、第一所中医学校、第一部中医药大辞典等许多中医史上的第一都在上海诞生,引领了当时中医发展的潮流。当时中医界对上海中医药状况的描述为"名医荟萃,流派纷华,学术争鸣,中西汇通"的繁荣景象,故有"中医史,元之前看北方,元之后看江南,近代看上海"之说。这足以说明上海在近代中医历史中的贡献。而整个海派中医一直持续着不断进取、创新、发展、进步的节奏,至今仍保持着欣欣向荣的景象。

海派中医是一个繁荣、具有活力的地域性中医学派。在整个海派中医的学术成就中,拥有很多个第一:第一所具有政府备案的、高等教育性质的中医院校——上海中医专门学校;第一个医学社会团体——上海医会;第一份中医药专业报纸——《医学报》;第一张中医药常识科普报纸——《康健报》;第一套中医药工具书，也是第一部综合性的医学词典——《中国医学大词典》与《中国药学大词典》；第一个中药制药企业——佛慈大药厂。这些都是海派中医引领全国风气，开创中医近代史之先，为中医药事业做出杰出贡献的生动范例。

3. 海派中医并不止于"医"

海派中医"北丁南夏"流派的医者还富有浓厚的文化气息。在 20 世纪 20～40 年代间，以谢立恒、陈存仁为首，秦伯未、章次公、严苍山等上海医学才子们赴南京请愿，并最终推翻了废止中医的提案。这部分仁人志士在上海开办中央国医馆上海分馆；在业师研讨学术的同时，又成立文酒会组织——"经社"，共同鉴赏诗词、书法、绘画，并对当时上海滩的租界文化产生了不小的影响。

二、海派中医北丁南夏的传承发展

在海派中医内科系统中，最著名的当属有"北丁南夏"之称的丁氏内科与夏氏内科。探究中医流派的传承发展过程离不开对流派脉络的梳理，以下简要介绍两大流派的传承发展。

1. 丁氏内科的传承脉络

丁氏内科的开山鼻祖为丁甘仁先生。丁甘仁名泽周，字甘仁，江苏省武进区孟河镇人。他是清末民初著名医家与中医教育家，为"孟河医派"的代表人物；与费伯雄、马培之、巢崇山并称为"孟河四大家"，在中国医学史上具有重要的地位。

丁甘仁先生膝下有三子三女，长子丁孟淦、次子丁仲英、幼子丁涵人、长孙丁济万；其中长孙丁济万与次子丁仲英为主要的家族传承人。丁甘仁先生逝世后，丁济万继承其衣钵，并担任上海中医专门学校校长，1931 年改名为上海中医学院（现上海中医药大学前身）。在丁甘仁的学生传人中优秀的中医药人才与中医药管理人才辈出，如上海中医学院第一任院长程门雪、第二任院长黄文东，以及改名为上海中医药大学后的严世芸校长。丁氏内科传人中诞生了民国时期的两位国大代表——丁济万与陈存仁；中华人民共和国成立以后，章次公、秦伯未赴北京任卫生部中医顾问；国医大师裘沛然、朱良春、严世芸也都出自丁氏内科。

目前丁氏内科有丁甘仁、程门雪、秦伯未、章次公、裘沛然、陈存仁六家海派中医学术思想研究基地；张伯臾、严苍山、童少伯、黄文东、徐崇年、韩哲仙六家海派中医临床传承研究基地。

2. 夏氏内科的传承脉络

(1)夏应堂先生生平：夏应堂(1871～1936)，沪上名医，相传医能活人，裨益社会不浅。

夏老祖籍江苏江都，生于上海。早年拜于沪上名医许菊泉先生门下，后于上海市南市方浜路设诊行医，为当时名医之一。他与另一位沪上名医丁甘仁先生齐名，因丁甘仁先生坐堂于凤阳路一带，故有"北丁南夏"之称。

夏老学术所宗，上溯《黄帝内经》《伤寒论》及金元四大家，下及叶桂、薛雪、王士雄诸门。他博采众长，灵活取舍而不泥古，临证用药以轻灵见长；治湿热温病擅辨轻重顺逆，疗内伤杂病尤精肝胃调理；留有《九芝山馆集方》临证医案手稿。他谦虚好学，尤重医德，常告诫弟子为医之道——医者操生杀之柄，稍不慎，必误大事，所宜审慎；贫病者每邀必出诊，且免费给药。

悬壶济世之外，夏老还热心公益事业。宣统三年(公元1911年)，夏老发起成立中国红十字会沪城分会(中华人民共和国成立后改为上海分会)；两年后成立沪城分会医院并任院长；之后又当选为沪城分会理事长。夏老与丁甘仁先生于1915年筹办上海中医专门学校(即上海中医"老三校"之首)，并于1917年正式开始招生。晚年被推举为上海中国医学院董事长。

可见夏氏内科的创始人、鼻祖，夏应堂老先生在民国时期与丁甘仁先生无论在中医界的影响力方面，还是在中医学术地位方面，均不分伯仲，被亲切地称为"医界瑜亮"，足见当时丁、夏两位名医在上海的影响力。

(2)夏氏内科的家族传人：夏氏内科的传承谱系中的家族传人有夏老之子、第二代家族传人夏理彬。在当时上海，夏理彬继父业，擅伤寒、时病，有医名；曾任中国红十字会沪城分会副会长、上海市国医公会执行委员；中华人民共和国成立后任上海市第一人民医院中医科主任，并主持组建中医病房，参编《中医护理学纲要》。第三代家族传人有夏德全、夏德馨、夏德裕、夏德颐与夏诗聆。其中夏理彬与夏德馨为较有代表性的人物。

(3)夏氏内科的学生传人：夏氏内科的学生传人，第二代较为出名的有以杂病见长的张近三、以眼科为主的范新孚，以及以肝病纯熟的周文哉。第三代门人有夏理彬的学生叶郎青、严佩贞,张近三的两位学生奚九一与李庚和。

夏氏内科的第三代传人分别在上海中医药大学附属曙光医院(简称曙光医院)与上海中医药大学附属上海市中西医结合医院(简称上海市中西医结合医院)开创出了自己的天地。代表性人物有夏德馨与其门人曙光医院前任院长王灵台、曙光医院肝科主任陈建杰;全国老中医药专家学术经验继承工作指导老师奚九一及其传人,上海市中西医结合医院脉管病研究所主任曹烨民;上海市名中医李庚和及其传人,上海市中西医结合医院重症肌无力专科主任盛昭园。

三、海派中医北丁南夏的学术特色

民国时期沪上医派林立,其中"北丁南夏"为其中之翘楚,学术思想特色鲜明。

1. 海派中医丁氏内科的学术特色

丁氏内科的代表人物——丁甘仁先生出生于孟河,与孟河四大家中的其他费家、马家、巢家三家,有着千丝万缕的联系与学术交流,他们之间相互学习、相互融通、互促发展。而最终在上海行医的丁甘仁先生可谓融合了孟河医派的各家之长。

丁先生的学术特点:融汇古今,融通各科;广蓄博纳,首重著效;温病伤寒,熔于一炉;喉痧重透,独得心传;急证救治,常变有度;杂病百症,法多用活;重视脾胃,培补后天;脉理精研,得其环中;制方有道,形成套路;药尚轻灵,贵有法度。其中尤以融汇古今、融通各科、内外同治最为著名。

(1)诊治温病:在外感病诊疗中,丁先生宗《伤寒论》,而不拘泥于伤寒方;宗温病学说,而不拘泥于四时温病,用药灵动精当。民国初期的江南,烂喉痧流行。"烂喉痧"相当于现代医学传染病中的"猩红热",即中医学之"痧疫"。丁先生诊治烂喉痧,严守"重痧不重喉,痧透喉自愈""以发汗为透痧第一要务";根据病程用药选方极具规律性、条理性;其疗效卓著,当时治愈不下万人;后孙中山先生赐"博施济众"的牌匾以表彰其医术。

烂喉痧初期,病尚在气分,当散表为主,解肌透痧,治疗讲究一个"透"字,着力将痧透发出来;常用荆芥、蝉蜕、牛蒡子、桔梗、射干、连翘、前胡、僵蚕、淡豆豉、浮萍、竹茹、甘草、芦根等疏解透表之药。病至中期,多郁邪化火,邪热自气入营,多用凉营清气法;常选生地黄、玄参、赤芍、牡丹皮、犀角、石斛等凉营血之品;若气分仍邪热鸱张则可另加栀子、黄连、连翘、石膏、竹叶、白茅根、芦根等加强清热之力;待气分之热已透,酌加生津、清营、解毒、疏透之品。病至后期,邪郁伤阴,法用滋阴清肺,常用生地黄、玄参、芦根等;少佐以金银花、连翘、薄荷、黄连、竹叶、甘中黄*、桑叶、薄荷等清热解毒之药。丁先生对于烂喉痧行分程治疗,充分体现了其活学活用经典、伤寒与温病一体论治的学术思想。

20世纪30年代上海流行性脑脊髓膜炎(简称流脑)爆发流行。面对接踵而至的传染病,丁氏内科门人也在不断进行创新探索:严苍山先生根据流脑常见发热、角弓反张等症状的临床特点;对其中医病因、病名进行了梳理,最后定名为"疫痉"。丁氏内科门人共同总结了驱寒、解疫、透热、凉血等"疫痉"治疗方法,取得了良好的临床疗效。

叶天士《温热论》云:"卫之后方言气,营之后方言血"。丁氏内科门人参照当时传染病的诊治经验,对既往温病治疗的固定程式做出补充,并提出"汗、清、下"三大治则——即无汗则发、有汗则清、腑结则下。温病病势发展非常迅猛,务当先安未受邪之地。故治疗温病当重"三护",即护脑、护津、护肠。温病常见高热,则清热、醒脑、开窍类药需超前使用;温病易伤津竭液,故顾护津液当贯穿治疗始终,用方多不离石斛、生地黄、芦根等养阴之品;温病发展则多腑结,当用仲景承气汤类方或东垣枳实导滞类方轻法频下。

民国时期是个传染病流行的时期,上述宝贵的诊治经验对当下疫病的中医药防治工作有着重要意义与实操价值。

(2)诊治内科杂病:丁甘仁先生在内科杂病的诊治方面也颇有心得,尤其重视顾护脾胃,培补中土。其传人在临床诊疗过程中亦秉承了首重中土之说,更发挥出了芳香、甘淡、悦脾等多种调补脾胃之法。

第三代传人中的代表国医大师严世芸教授在传承的基础上,创立了以"和"法,作为诊治的核心准则,融合兼收并蓄观、阴阳观、气血观、五脏观等诊疗过程中的独特诊治观,将丁氏内科的诊治观提升到一个新的高度。

仲景在《伤寒论》中有不少关于"热结旁流"治法的论述。丁氏内科门人观察到部分慢性泄泻患者,常表现为便次较多,便量偏少,苔白厚腻,脉略沉紧迟。根据诊治经验总结并提出了寒实积滞可致"寒结旁流"的泄泻,当以三物备急丸

---

* 甘中黄,即人中黄。

温荡肠胃,通因通用。丁氏内科对于"寒结旁流"的发挥,体现了其对中医经典的继承和发扬。

此外,丁氏内科医家也提出了心、肾为病,当心肾同治的理论。如心可受邪,胸痹不荣则痛,故当以补为主。心肾同病,治病亦当重肾,如暴喘重肾、暴泻重肾、真心痛重肾,对于急危重症更需重肾,当心肾同治。

2.海派中医夏氏内科的学术特色

(1)夏氏内科的代表人物——夏应堂:夏老平时谦虚谨慎,好学不倦,与先辈同道虚心请教以取长补短,开业诊病45年,虽诊务繁忙,然灯下枕边,犹手不释卷,勤学苦研,至晚年亦不稍懈怠。尝谓"学无专长,不可轻易著述",其临床医案亦留存甚少。

夏老在学术上以经典为宗,但不泥古亦不废今,取众家之长,结合自身心得,临床辨证"圆与活",用药"轻与灵"。诊病处方常遵循下述原则:①辨证求准,治病求本。夏老言:"读医书不难,治病则难;治病虽难,诊断更难;诊断之难,难在辨证……诊病最要者辨证两字而已;证既辨不清,焉能治病"。夏老教导后辈需避免从表面、从片面去辨证,当深入细致地寻找病根,譬如探得骊龙颔下珠,自胸有成竹,病无遁形。②制方求稳,遣药求纯。有板方,无板病;夏老处方时既细诊病情,又重视患者的体质与生活习惯;即便为同一病邪作祟,仍需考虑病情、体质各异而用药不同;若照搬成方治病,则取效者甚少。另外,夏老认为每味中药均有其自身的偏性,偏性即药性;根据病情遣药当注意药物偏性的利弊得失,处方才能恰到好处。③用药轻灵,处方忌杂。药求中病,立方遣药需针锋相对;夏老处方,药味不多,精致简约,用于临床求纯求稳。因夏老喜用轻清之药,且用药剂量偏轻偏小,令人觉得他用药就似枯草一般,久而久之便得"夏枯草"之雅号。

自夏应堂始,夏氏内科用药轻灵的特点一脉相承;当然不仅仅是夏氏内科,当时几乎整个海派中医医家的用药理念与特色,均着重体现了用药轻灵的特点。传承至今,由于社会发展与疾病谱的变化,当今医家遣方用药与民国时期有了较为明显的差别。但夏氏内科"轻灵、精简、扼要、求准"的用药精髓,非常值得后人去探寻、发扬、应用。

1)诊治温病:温病治疗是夏老的拿手绝活。夏老对叶桂、薛雪、王士雄等诸温病大家的学说均颇有心得,并结合民国时期上海传染病的诊治经验加以发展。温病诊治中他注重症状,强调辨证求准;对于温病高热证候,夏老非常关注高热出现的时间是平旦或日晡,高热时是否伴耳聋、伴目糊、伴下血等,作为温病治则治法的选择及预后判断的关键点。

2) 杂病从肝论治:夏氏内科诸医家除在温病诊治方面得心应手之外,对于内科杂病也有着丰富的经验。夏氏内科门人均传承了夏应堂内科杂病从肝论治的学术思想,并加以发挥,故夏氏内科后世诸多医家以肝病诊治最为出名。

(2) 夏氏内科的第二代代表性家族传人——夏理彬:夏理彬总结夏老的临证经验,在肝病诊治方面形成自身的学术理念、用药特色,并创制了经验方,用于指导临床,故在当时的上海滩也颇有医名。夏理彬认为急、慢性肝炎的发生,与湿热稽留、将息失宜、饮食不节、七情怫郁等因素有关;常见病机多肝胃不和、肝脾不调、肝肾阴虚、血虚阻络,肝火偏亢等。对于肝炎的诊治,偏重先明确病机特点后确立治则治法。夏理彬针对肝病的独特病机特点,创制了自己的经验方;其中比较有名的有治疗肝病的养肝糖浆、健脾疏肝片等。这些经验方验之临床也取得了非常好的疗效。以下介绍两张夏理彬的经验方。

1) 养肝糖浆:由生地黄、南沙参、金银花、夏枯草、炒谷芽、炒白芍、陈皮、橘叶、柴胡、香附、天冬、川楝子、女贞子、当归、丹参、淮小麦、首乌藤、合欢皮、大枣、炙甘草组成。全方具有养血柔肝,理气和胃的功效。处方用生地黄、南沙参滋肝肾之阴,以白芍养血柔肝,用陈皮、橘叶、柴胡、香附理气,以谷芽、大枣和胃,用淮小麦、首乌藤、合欢皮安神。养肝糖浆以一贯煎打底,强调补虚为主;从滋阴、养血、柔肝、理气、和胃、安神的多个维度组方。

2) 健脾舒肝片:由党参、白术、白芍、青皮、木香、郁金、香附、姜半夏、砂仁、蔻仁、丹参、当归、乌药、谷芽、麦芽、炙甘草组成。从方名上就可以看出本处方具有疏肝健脾,抑木扶土之效。方中白芍、青皮、木香、郁金、香附、乌药、谷芽、麦芽疏肝理气;党参、白术、姜半夏、砂蔻仁、炙甘草健脾化湿;丹参、当归养血和血。全方抑木扶土,斡旋肝脾,临床运用非常广泛。

夏理彬还将其父夏老的用药特点总结归纳为十二字——精简扼要,平稳无疵,恰到好处。这十二字精妙地指出了夏氏内科的用药精髓。

(3) 夏氏内科第三代代表性家族传人——夏德馨、夏德全

1) 夏德馨:夏老的堂侄孙夏德馨秉承了家族两代前辈的诊疗经验,并在此基础上进行创新,提出"调肝、调脾、调肾"诊治肝病之法,还创立了如清化调理

补益法等肝病独特的疗法,临床效果卓著。针对慢性乙型肝炎,夏德馨提出"补肾为主,清热为辅"的治则贯穿整个病程,该方法当时为国内首创;此法运用在肝炎、肝硬化的诊治中也取得了良好疗效,为全国瞩目。此外,夏德馨在诊疗过程中尤其注重肝阴,临床擅长使用石斛固护肝阴,故其有"石斛先生"之称。腹水在中医学中属于"臌胀"范畴,夏德馨在治疗肝硬化、腹水时还有腹水内外并治方、腹胀方等经验方,临床疗效亦广受赞誉。

夏德馨曾任上海中医药大学附属曙光医院中医内科主任兼教研室主任、上海市中医药学会理事及内科分会副主任委员。他的门人有上海中医药大学附属曙光医院肝病科的王灵台、陈建杰、蒋健、朱彬彬等,可以说肝病科的临床工作都有着夏氏内科的影子,影响着众多后来的医者。

2)夏德全:西医出生,本科就读于上海市第二医科大学(现上海交通大学医学院),毕业后一直在中山医院(现复旦大学附属中山医院)消化科工作,中年后又通过西学中研修班走上中西汇通、中西结合的道路,成为中山医院消化科德高望重的医家。中山医院消化科的临床医疗工作在她的影响下一直秉持着中西医结合的诊疗思维模式。

(4)夏氏内科第二代代表性学生传人——张近三、范新孚

1)张近三:松江区人,曾跟随夏老学习,学成后先回松江行医,深受当地乡民器重。1937年又举家迁回上海市区,曾在徐重道、余天成等国药店坐堂看诊。1958年任提篮桥区中心医院(后为虹口区中心医院,现为上海市中西医结合医院)中医科主任。张近三行医50余载,擅长诊治内外科疑难杂症,倡中西汇通,尊古不泥古。他有两大学术侧重点——肝病与重症肌无力。张近三在肝病诊疗方面提出了"疏肝旋气""调气通络""鼓舞脾胃""清利湿热"四法治疗肝炎、肝硬化、腹水等肝胆疾病。20世纪60年代起张近三团队着力于探索有"第二癌症"之称的神经肌肉疾病——重症肌无力的中西医结合诊疗方法。他从中医理论探索认定该病病因多责之脾肾虚损,当采取培补脾肾之法缓缓图之,临床疗效显著。重症肌无力这一难治性神经肌肉疾病的中西医结合诊疗是张近三对于夏氏内科学术理论的新发挥。他临床主张中西医汇通,开设中西医结合门诊与病房,并开展急性胰腺炎、阑尾炎等急腹症的诊疗工作,临床带教100余名西医师学习中医。

张近三代表性学生传人为奚九一、李庚和。奚九一与李庚和均于上海市中

西医结合医院师从张近三习业。两位医者分别从脉管病诊与重症肌无力为代表的神经肌肉疾病治入手,各自成立相应专科,将夏氏内科的学术思想发挥并拓展到新的领域。

奚九一与其门人曹烨民发挥张近三先生的理论,提出脉管病"因邪致瘀、分病辨邪、分期辨证、祛邪为先"的诊治思路;运用以四妙勇安汤化裁的各种内服制剂,以及以将军散为代表的多种外用方,在临床获得了显著疗效。

李庚和传承张近三对于以重症肌无力为代表的难治性神经肌肉疾病的诊疗经验,于1973年通过对30例重症肌无力患者诊治过程的观察,提出重症肌无力诊治的"脾肾学说",揭示该病的发病机制、诊治途径与治疗原则。1975年张近三与李庚和主持撰写了《重症肌无力证治100例》发表于《医学情况交流》杂志,引起了广泛关注。经过不懈探索,李庚和与长海医院、上海市肺科医院、复旦大学附属华山医院等团队联合,开展"重症肌无力脾虚证型的辨证论治、疗效和治疗机制临床试验研究"项目,并于1991年获得"七五"国家科技攻关计划部级三等奖。李庚和除诊治重症肌无力一病之外,在多发性肌炎、进行性肌营养不良、肌萎缩侧索硬化、帕金森病等神经肌肉疾病的诊治均颇有心得。2013年李庚和上海市名中医工作室正式成立,专科团队传承人盛昭园于2023年组建"李氏痿痹病传承中心""中医肌病"专科,依托工作室、流派传承与专科建设工作,挖掘夏氏内科的理论精髓以服务于临床。

2)范新孚:上海人,中医眼科世家出生。曾就读于上海中医专门学校,后又师从夏应堂先生,先于南市区文庙设眼科诊所,后担任上海中医学院(现为上海中医药大学)眼喉科教研组主任、上海中医药大学附属龙华医院眼喉科主任。范新孚将夏氏内科辨证求准的思路用于眼科,创制了活血温阳利水方治疗中心性浆液性视网膜脉络膜炎等眼科新治法。

第三节　国内其他重症肌无力学术思想

一、中西汇通大家张锡纯治疗重症肌无力经验

清末民初中西汇通大家张锡纯先生对重症肌无力的治疗非常有心得,尤其

擅用马钱子与牛蒡子[1]。

张老言马钱子"其毒甚烈,开通经络,透达关节之力,实远胜于它药也"。他认为马钱子可眴动神经,兴奋神经、增强肌力,以治疗肌肉无力;同时还可以治疗消化不良、胃瘫等。但马钱子有毒,使用前需要油炸后去油制透后打粉吞服,若不制透容易导致中毒。

张老认为"牛蒡子性较滑利,又能降肺气之逆;山药可补肺脾肾之气,多服久服或有壅滞;两者相济为用,可以清痰涎、利肺气,为养肺补虚增力之要药"。他擅用牛蒡子治虚劳、痨病,常与山药相配伍,如资生汤。

二、国医大师邓铁涛治疗重症肌无力经验

邓铁涛先生自 20 世纪 70 年代起开始治疗重症肌无力上万人次,并总结出效方一首——强肌健力饮以补脾益损,强肌健力[2]。

组成:黄芪 60～250g,五爪龙 60～250g,党参 30g,白术 15g,柴胡 10g,升麻 10g,当归头 10g,陈皮 3g,炙甘草 5g。水煎,每剂药煎二三次,日一三次服。

主治:脾胃虚损之睑废、痿证、大气下陷之重症肌无力。

验方重用黄芪为君,甘温大补脾气。五爪龙在岭南被称为"南芪",与黄芪南北呼应,功能补脾益肺,生气不助火。党参、白术同助黄芪,加强补气之功。气为血帅,血为气母,故用当归以养血生气,与上三药共助黄芪为臣。病见脾虚气陷,以升麻、柴胡司升阳举陷之职。脾虚失运,且重用补气之颁,须防气滞,故用陈皮反佐理气消滞之,与升柴共为佐药。炙甘草为使和中,调和诸药。

验方源于东垣补中益气汤之意,但又异于原方。东垣用药偏轻,意在升发脾阳,补益中气,健运脾胃。本方黄芪、党参、白术之用量较大,针对脾胃虚损而设,虽只增五爪龙一味,但其益损强肌之力倍增。

若伴复视、斜视者加何首乌养肝血,或加枸杞子、山茱萸肝肾并补;抬颈无力或腰脊酸软者加枸杞子、狗脊补肾壮腰;夜尿频数者加杜仲、桑螵蛸固肾缩泉;畏寒肢冷者加巴戟天、淫羊藿温肾壮阳;口干咽燥者加二至丸滋养肾阴;吞咽困难者以枳壳易陈皮,加桔梗升降同调,以畅气机;口干苦,苔花剥者加石斛以养胃阴;苔白厚或白浊者加茯苓、薏苡仁化湿利水;咳嗽多痰者加紫菀、百部、

橘络化痰；夜寐多梦、心烦失眠者加酸枣仁、首乌藤养心安神。

三、吴以岭治疗重症肌无力经验

吴以岭院士从事重症肌无力的诊疗工作 30 余年。他认为"奇阳亏虚，真元颓废"是重症肌无力发病之本；"络气虚滞"是重症肌无力发病的主要病理环节[3]。

《素问直解》云"人身之阳气如天如日，盖运行通体之阳气若天，旋转经脉之阳气若日"。叶天士云："久病必治终，病久气血推行不利，血络之中必有瘀凝……至虚之处，便是留邪之地"。络脉为经脉横支别出的部分，后又逐层细分，呈网状遍布全身，按一定的时速和常度，将经气运行的气血津液输布、弥散、渗灌到脏腑与周身，发挥温煦、充养、防御、护卫等功能；同时还承担着体内信息传递，调节控制生理功能的作用。气血周流全身需靠阳气推动，经气进入络脉之中即为络气，若奇阳亏虚，真元颓败，虚则推动无力。络气因虚，痰瘀则滞，传输障碍，脏腑筋脉、四肢百骸失于温养，则见肢体痿软无力等症。从免疫学角度而言，重症肌无力患者非特异性活化 T 细胞增殖能力低下，而特异性 T 细胞、B 细胞、细胞因子等致病原活性增高，使神经肌肉接点处发生免疫炎症是疾病发生的重要环节，这与"络气虚而留邪"的中医病机不谋而合。

据此，吴院士确立了"温理奇阳，扶元振颓，通畅络气"治疗重症肌无力之大法。在"温理奇阳，扶元振颓"的治法中："温"指温养、温填；"理"指疏理畅通；"奇阳"指奇经之阳气，而督主奇阳；"扶元"指扶助元气。元气为生命之本，统率于督脉，藏于肾，历三焦而循行周身。故"温理奇阳，扶元振颓"重在温理督阳（吴院士喜用鹿茸、菟丝子等品），扶助真元，令督阳旺盛，元气充沛，督脉通畅，而周身阳气得以充盛振奋，则肌肉筋骨、四肢百骸得元阳、元气温养，颓废之功方可复其长。同时不可忽视"络气虚滞"这一关键的病理环节，当配伍通畅络气之药物（吴院士喜用当归、麻黄等品），如叶天士所言"大凡络虚，通补最宜"；对于清除自身抗体、免疫复合物也都离不开"通络"法。

吴院士治疗重症肌无力的专方专药——重肌灵散，主要由鹿茸、人参、菟丝子、黄芪、枸杞子、当归、麻黄等组成，临床也取得了较好疗效。

四、太湖学堂吴雄志治疗重症肌无力经验

重症肌无力发病本质上属自身免疫性病,吴雄志认为其属伏邪温病范畴[4]。

重症肌无力常发生于感冒等因素之后。伏邪转出少阳,可见咽喉肿痛;若少阳不解,传入阳明,则见持续高烧。《千金方》越婢加术汤"治肉极热,则身体津脱,腠理开,汗大泄,厉风气,下焦脚弱……恶风加附子一枚,炮。"故越婢加术汤治肉极,即痿证,因热成痿,也就是西医的重症肌无力。

为何会发生自身免疫病呢?《素问·生气通天论》云"冬伤于寒,春必温病"。很多情况下重症肌无力发病与感染有关,伏邪存于体内;又脾主肌肉,越婢加术汤中白术强肌治太阴;若伏邪转出少阳,少阳不解则传入阳明,持续发热,因热成痿,而石膏治大热,也就是《千金方》之肉极证。恶风加炮附子一枚,事实证明在治疗自身免疫性疾病的过程中附子有着特殊的作用。因为附子能促进内源性皮质激素分泌,发挥免疫抑制作用。

吴教授认为重症肌无力伴咽喉不适时,当清少阳,方用小柴胡汤加牛蒡子。小柴胡汤本身为免疫抑制剂;牛蒡子又名大力子,不仅能清热利咽,还能增强肌力,针对治疗病在少阳的肌无力。如果炎症发展至阳明,当用越婢加术汤加仙鹤草。仙鹤草即脱力草,常用于补虚增力。

西医治疗重症肌无力常用新斯的明。新斯的明是抗胆碱药。交感神经递质是儿茶酚胺,副交感神经递质为 ACh。西医使用抗胆碱药的本质就是抑制副交感神经的神经递质;中医可以用麻黄碱兴奋交感神经,机制类似。西医治疗常用激素抑制自身免疫炎症反应;中医抗炎办法有很多,如大剂量甘草等。重症肌无力是神经肌肉的自身免疫性疾病,也可以按照神经炎的治疗方法加用营养神经的药物,西药如腺苷钴胺、甲钴胺等;而中药常用鸡血藤以营养神经。从中药药理而言,鸡血藤除了能促进骨髓造血外,它还是免疫抑制剂,能够治疗自身免疫病。另外,它还能够营养神经治疗手足麻木。例如,经方黄芪桂枝五物汤在治疗血痹时,经常加鸡血藤。临床用量可以较大,用到 30~60g。

重症肌无力在刚开始发病时,按伏邪温病治疗,早期抑制自身免疫应答,症状就能较快缓解;但病程越长治疗效果相对就较差。伏邪温病的特点就是发作的时候治疗,见效特别快。

参考文献

［1］张锡纯.医学衷中参西录[M].北京:人民卫生出版社,2005:79-81.

［2］阳涛,周欣欣,刘小斌.邓铁涛教授函诊治疗重症肌无力用药特点浅析[J].新中医,2011,43(4):134-135.

［3］吴相春,来静.吴以岭诊治重症肌无力的学术思想及经验[J].江苏中医药,2009,41(3):25-26.

［4］吴雄志.吴述温病研究·伏邪[M].沈阳:辽宁科学技术出版社,2017:177-180.

第四章

15 版、20 版重症肌无力
诊断与治疗指南解读与比较

我们在比较中解读《中国重症肌无力诊断和治疗指南(2015 版)》(以下简称 15 版)和《中国重症肌无力诊断和治疗指南(2020 版)》(以下简称 20 版)。

1. 发起的学组学会和执笔

(1) 发起的学组学会不同:15 版有 2 家单位,他们分别是中华医学会神经病学分会神经免疫学组和中国免疫学会神经免疫分会;而 20 版只有 1 家单位,即中国免疫学会神经免疫分会。

(2) 执笔不同:15 版执笔的是空军军医大学唐都医院的李柱一;20 版执笔的是空军军医大学唐都医院神经内科的常婷,但 20 版的通讯作者之一仍是李柱一,另一位通讯作者是中山大学附属第三医院神经科的胡学强。

2. 概述部分

15 版认为 MuSK-Ab 或 LRP4-Ab 极少见,故只写重症肌无力由 AChR-Ab 介导;而 20 版改为由自身抗体介导。且在 20 版亚组分类中已提出了按抗体分型,如 AChR-Ab 型、MuSK-Ab 型等,可见其他抗体型并不少见,可能和 2015 年以前各中心检查抗体的水平相关。

20 版删去了 15 版定义中的"细胞免疫依赖、补体参与",其实自身抗体介导即细胞免疫依赖,两者意思重复。另外,补体参与的程度有待进一步实验验证,故 20 版暂时删去。

发病率有显著差异,15 版为 8~20/100 000,20 版为 0.68/100 000。20 版还补充了全球患病率、年发病率,以及我国住院死亡率等。

发病年龄方面,20 版提出了 3 个发病年龄高峰;15 版认为各年龄段发病有性别差异,而 20 版没有提到。

3．临床表现和分类

（1）临床表现方面

1）15 版和 20 版都认为眼外肌受累是重症肌无力最常见的首发症状。

2）15 版和 20 版都提到了颈肌受累可出现抬头困难或不能，但 20 版没有写以屈肌为著。笔者认为，抬头困难分卧位和坐／立位，重症肌无力每个体位都会出现抬头困难，卧位抬头是屈肌，坐／立位抬头是伸肌，故 20 版更为准确。

3）20 版加入脑神经支配肌肉较脊神经支配肌肉更易受累，这条未见引文，有待商榷。

（2）分类方面

1）15 版沿用了 Osserman 分型，20 版改用 MGFA 分型（表 4-1），Ⅰ型都是眼肌型，都没有对眼睑下垂和眼球活动障碍做进一步细分。笔者科室分Ⅰa 型和Ⅰb 型，经临床使用至今，值得向大家推介。Ⅰa 型即眼睑下垂不伴眼球活动障碍；Ⅰb 型即眼球活动障碍伴或不伴眼睑下垂，但多数眼球活动障碍伴有眼睑下垂，或者说一般先有眼睑下垂，再有眼球活动障碍、斜视，眼球居中固定。

表 4-1　MGFA 临床分型

分型	临床表现
Ⅰ 型	眼肌无力，可伴闭眼无力，其他肌群肌力正常
Ⅱ 型	除眼肌外的其他肌群轻度无力，可伴眼肌无力
Ⅱa 型	主要累及四肢肌或（和）躯干肌，可有较轻的咽喉肌受累
Ⅱb 型	主要累及咽喉肌或（和）呼吸肌，可有轻度或相同的四肢肌或（和）躯干肌受累
Ⅲ 型	除眼肌外的其他肌群中度无力，可伴有任何程度的眼肌无力
Ⅲa 型	主要累及四肢肌或（和）躯干肌，可有较轻的咽喉肌受累
Ⅲb 型	主要累及咽喉肌或（和）呼吸肌，可有轻度或相同的四肢肌或（和）躯干肌受累
Ⅳ型	除眼肌外的其他肌群重度无力，可伴有任何程度的眼肌无力
Ⅳa 型	主要累及四肢肌或（和）躯干肌受累，可有较轻的咽喉肌受累
Ⅳb 型	主要累及咽喉肌或（和）呼吸肌，可有轻度或相同的四肢肌或（和）躯干肌受累
Ⅴ 型	气管插管，伴或不伴机械通气（除外术后常规使用）；仅鼻饲而不进行气管插管的病例为Ⅳb 型

注：MGFA 为美国重症肌无力基金会。

2）20版的Ⅱ、Ⅲ、Ⅳ型对标15版的Ⅱ型,按照QMGS评分,把15版的Ⅱ型分为轻、中、重三等。20版的Ⅱa、Ⅲa、Ⅳa型可有较轻的咽喉受累,Ⅱb、Ⅲb、Ⅳb型可累及呼吸肌。20版没有15版的Ⅲ型激进型重症肌无力危象和Ⅳ型迟发型重症肌无力危象。20版删去了15版的Ⅴ型肌萎缩型,重症肌无力的肌萎缩是失用性的,随着肌力的改善肌萎缩大多能恢复,20版的Ⅴ型即重症肌无力危象型。

3）20版按照QMGS评分,把15版的Ⅱ型分为轻、中、重三等,显然不够直观,需要专科医生对QMGS评分的相关查体流程相当熟悉,待临床进一步实践。

4）QMGS肌力评分没有关注溴吡斯的明的影响,如溴吡斯的明口服1小时和4小时对肌力的影响有显著差异;没有分年龄段;除握力外,余肌力检查不分男女。美国人口的肌力检查是否适合我国人口的肌力检查更有待探讨。从检查中明确标注时间的累计看,如果一个肌力介于正常至轻度之间的患者体检至少需要16分20秒,这样的查体时间临床不论病房还是门诊恐不能承受之重。

5）20版增加了AChR-MG、MuSK-MG、LRP4-MG等可作为MGFA分型的补充,即诊断后我们可以补充抗体和胸腺瘤的情况,见表4-2。

表4-2　重症肌无力亚组分类及临床特点 *

亚组分类	抗体	合并其他肌无力抗体	发病年龄	胸腺	胸腺切除
OMG	可出现AChR、MuSK及LRP4抗体	极少	任何年龄	正常或异常	证据不足
AChR-GMG（早发型）	AChR	极少	＜50岁	胸腺增生	获益
AChR-GMG（晚发型）	AChR	合并Titin、RyR抗体	＞50岁	胸腺萎缩,小部分增生	可能获益（胸腺增生）
MuSK-MG	MuSK	极少	任何年龄	正常	不推荐
LRP4-MG	LRP4	极少	任何年龄	正常	不推荐
抗体阴性MG	未检测到AChR、MuSK及LRP4抗体	可能出现	任何年龄	正常或增生	证据不足
胸腺瘤相关MG	AChR	通常合并Titin、RyR抗体	任何年龄	胸腺上皮细胞瘤	可能获益

注：MG为重症肌无力。OMG为眼肌型重症肌无力;GMG为全身型重症肌无力;AChR为乙酰胆碱受体;MuSK为肌肉特异性受体酪氨酸激酶;LRP4为低密度脂蛋白受体相关蛋白4;Titin为连接素;RyR为兰尼碱受体。

＊　由于该表引自《中国重症肌无力诊断与治疗指南(2020版)》,故表中抗体部分虽书写不规范但未做修改。

4．辅助检查

（1）新斯的明试验：两版都没有说明肌内注射时间，在笔者看来应该在饭后，因为空腹时肌内注射极易出现腹痛、腹泻等副反应。饭后肌内注射一般不需要同时肌内注射阿托品。

20 版删去了 15 版"如有过量反应"这句话，而新斯的明与阿托品合用，阿托品会减弱新斯的明的药效，所以这条有待听取更多专家意见。

两版都需要在新斯的明肌内注射后，每隔 10 分钟记录 1 次肌力情况，共记录 6 次，再计算结果，对门诊医生要求比较高。

（2）低频重复电刺激：15 版为 2～5Hz，20 版为 2～3Hz。

（3）高频重复电刺激：15 版为 10～20Hz，20 版为 30～50Hz，20 版增加了大力收缩后 10 秒观察 CMAP 波幅变化。

（4）抗体：20 版增加了 LRP4-Ab。

（5）胸腺影像学检查：20 版删去了"20%～25% 的重症肌无力患者伴有胸腺肿瘤"这句话。

20 版增加了"PET-CT 有助于区别胸腺癌和胸腺瘤"，胸腺瘤的病理一直比较微妙，如 B 型，包括 B1、B2、B3、B1B2、B2B3 型等，恶性程度逐渐增加，所以胸腺癌和胸腺瘤的边界怎么厘定，有待和胸外科、肿瘤科和病理科等专科医生进一步探讨。

5．诊断依据

20 版增加了抗体检测依据，即临床症状加抗体阳性即可诊断。

6．鉴别诊断

（1）眼肌型重症肌无力的鉴别：15 版罗列了 6 个，20 版罗列了 9 个；20 版首列眼睑痉挛，15 版把梅格斯综合征放在最后。20 版增加了脑干病变、脑神经麻痹和先天性肌无力综合征的鉴别。

（2）全身型重症肌无力的鉴别：15 版罗列了 7 个、20 版罗列了 8 个；20 版把肌无力综合征放在第一条，并增加了先天性肌无力综合征（congenital myasthnic syndrome，CMS）。

7．治疗目标

治疗目标即治疗结果，分成了 8 级，见表 4-3。这个分级很贴近临床，适合推广。唯一可能的瑕疵是其中有一级是"恶化"，从定义看，应改为波动更合适。

表 4-3　美国重症肌无力基金会（MGFA）干预后状态分级

分级	干预后症状描述
完全缓解（complete stable remission，CSR）	至少 1 年无肌无力的症状或体征，在此期间没有接受过任何重症肌无力的药物治疗；经专业的神经肌病医生检查未发现任何肌无力的证据，允许出现轻微眼睑闭合无力
药物缓解（pharmacologic remission，PR）	标准同 CSR，需通过服药达到上述状态（服用 AChEI 除外）
微小状态（MMS）	没有任何因肌无力引起的功能受限，经专业的神经肌病医生检查可发现某些肌无力
改善（improved）	与治疗前相比，肌无力临床症状明显减轻或重症肌无力治疗药物剂量明显减少
无变化（unchanged）	肌无力临床症状及重症肌无力治疗药物剂量与治疗前无明显变化
加重（worse）	与治疗前相比，肌无力临床症状明显加重或重症肌无力治疗药物剂量明显增加
恶化（exacerbation）	已经达到 CSR、PR 或 MMS，出现了新的临床症状
死亡	死于重症肌无力或重症肌无力治疗的并发症，或者胸腺切除术后 30 天内死亡

（1）20 版给出了难治性重症肌无力的定义。

（2）20 版把急性加重期治疗放在了最前面，明确标示了对于 MuSK-MG，推荐使用 PE。

8. 药物治疗

（1）AChEI：15 版认为"国内一般最大剂量为 480mg/d，分 3～4 次口服"，即每次口服 120～160mg。显然剂量偏大，所以 20 版改为"一般成年人服用溴吡斯的明的首次剂量为 60mg，口服，每日 3～4 次，全天最大剂量不超过 480mg"。

笔者科室认为应该补充服用的参考时间，如无咀嚼、吞咽困难，建议饭后服用，以减少溴吡斯的明腹痛、腹泻的副作用；如有咀嚼、吞咽困难，建议饭前服用，但在服用前可以少食些米糊之类的食物。

（2）不同非激素类免疫抑制剂：20 版在具体讨论免疫抑制剂之前，特别写道："值得注意的是：目前尚无临床研究比较不同非激素类免疫抑制剂的疗效，因此，药物选择尚无统一标准，更多依赖于临床医生的经验"。笔者认为这句话写得很好、很中肯。

1）糖皮质激素：20 版删去了地塞米松。并且建议糖皮质激素的最大剂量不超过 100mg/d，提出了目标剂量 200mg，即剂量累积至 200mg，具有很好反应。删去了激素冲击，且在急性加重期治疗中也没有提激素冲击。达标后的维持时间，15 版是维持 4～16 周，20 版减为 6～8 周。

在激素减药方面，两版一样。笔者科室提出不同的看法，可先停用溴吡斯的明，以便充分观察肌力恢复的真实情况。激素减量的过程中采用激素高低剂量隔日交替的方法，隔日达到药物峰值浓度，有助于患者自身免疫功能的恢复。

2）硫唑嘌呤：15 版推荐成人每日起始剂量 2～3mg/kg，如体重 50kg，硫唑嘌呤 100～150mg/d；20 版推荐从小剂量 50mg/d 开始。显然 20 版更谨慎安全，笔者科室的经验是使用硫唑嘌呤时主要注意骨髓抑制，建议 50mg，隔日 1 次，如第 21 天白细胞无明显减少，可加至 50mg/d。白细胞方面，有以下情况均需要警惕：一是看绝对减少，如 $< 4.0 \times 10^9/L$；二是看下降的幅度，如下降幅度大。

3）他克莫司：20 版把他克莫司提到了前面，目前多用他克莫司代替环孢素 A。两版都提到了特别是 RyR-Ab 阳性者，如果参考《2022 版日本重症肌无力和 LEMS（Lambert-Eaton 肌无力综合征）指南》，他克莫司是唯一被推荐的改善病情抗风湿药（disease modifying anti-rheamatie drugs，DMARD）。

4）吗替麦考酚酯（MMF）：15 版推荐每次 0.5～1g，每日 2 次；20 版推荐 0.5～1g/d，分 2 次口服。

5）环孢素：20 版建议因环孢素肾毒性较大及其与其他药物之间存在相互作用，不作为首选推荐。目前临床上已很少使用。

6）甲氨蝶呤：这药是 20 版新增加的，推荐作为三线药物。20 版建议治疗时同时添加叶酸 1mg/d 以预防口腔炎，叶酸能减小甲氨蝶呤的治疗作用，故不应该每日服用，至少服用甲氨蝶呤当日不服用叶酸。其次，笔者认为 1mg/d 可能是笔误，应为 10mg/d。

9. 靶向生物制剂

（1）利妥昔单抗：15 版给出了 1 种用药方案；20 版推荐目前尚无统一标准，给出了标准和低剂量 2 种方案。

（2）20 版还推荐了补体抑制剂和其他生物制剂。

10. 胸腺切除

（1）眼肌型重症肌无力伴胸腺增生：15 版推荐不能从手术中获益；20 版推荐对其他治疗无效的眼肌型重症肌无力可行胸腺切除。

（2）全身型重症肌无力伴胸腺增生：20 版对 MuSK-MG 不推荐行胸腺切除；15 版认为胸腺切除使部分 MuSK-MG 获益。

15 版推荐一般选择手术的年龄为 18 周岁以上；20 版推荐胸腺切除在青少年重症肌无力治疗中证据不足，不作为常规推荐。

此外，20 版删去了胸腺放疗。

11. 其他治疗

20 版还推荐了自体造血干细胞移植，眼肌型重症肌无力的医美手术。

12. 不同类型重症肌无力患者的治疗

（1）单纯眼肌型重症肌无力：20 版删去了"相对的发病高峰是 10 岁之前的儿童和 40 岁之后的男性""甲泼尼龙冲击"等。增加了"可定期应用 PE 或者 IVIg"。

（2）MuSK-MG：改动比较大，15 版认为对激素疗效差，抗 CD20 单抗可能对此类型肌无力有效，胸腺摘除手术可使部分患者获益；20 版认为对激素反应好，利妥昔单抗（RTX）可显著改善临床症状，不推荐胸腺切除。

（3）危象前状态或肌无力危象：20 版删去了甲泼尼龙冲击。

（4）ICIs（immune checkpoint inhibitors，免疫检查点抑制剂）- MG：20 版新增的内容，是发生肌无力危象唯一推荐大剂量甲强龙冲击的证型。

第五章

重症肌无力中西医结合全程管理模式

重症肌无力（MG）是一种由 AChR-Ab 介导、细胞免疫依赖、补体参与，累及神经肌肉接点突触后膜，引起神经肌肉接点传递障碍，出现骨骼肌收缩无力的获得性自身免疫性疾病。重症肌无力全球患病率为（150～250）/1 000 000，预估年发病率为（4～10）/1 000 000[1-2]。我国重症肌无力发病率约为 0.68/100 000，女性发病率略高；住院死亡率为 14.69‰，主要死亡原因包括呼吸衰竭、肺部感染等[3]。流行病学调查显示，各个年龄阶段均可发病，30 岁、50 岁、70～74 岁[3]呈现 3 个发病高峰。中国儿童及青少年重症肌无力患病高达 50%，但以眼肌型为主，很少向全身型转化[4-5]。

中西医结合诊疗模式，中西医优势互补，可提高临床诊疗效果。重症肌无力中西医结合全程管理模式将中医"治未病理念"贯穿于整个病程，发挥中西医结合优势，使患者得到多学科参与的、更为及时、有效的救治，提高治疗效果，降低并发症发生率，改善患者生活质量。

第一节　重症肌无力中西医结合全程管理的定义

重症肌无力按照病程分类则分为发病期、缓解期、复发期及稽留期等疾病特征[6]。

一、发病期

疾病初期，症状表现多样，主要包括以下几种。

（1）眼睑下垂,通常表现为双眼交替发作。

（2）眼球运动障碍,可能伴有复视。

（3）吞咽、咀嚼困难,面部表情展示困难。

（4）言语构音障碍。

（5）肢体、躯干运动障碍。

（6）咯痰无力,呼吸困难。

遇到类似患者时,应首先导诊至神经内科或专科明确诊断（新斯的明试验、重症肌无力抗体检查、肌电图、胸腺检查;对于有眼睑下垂、复视、眼球运动障碍等眼部症状的患者,可以请眼科会诊）,根据检查结果给予制定相应的中西医结合治疗方案。

二、缓解期

该期一般是治疗后症状好转的患者,继续专科门诊治疗,长期随访,根据患者病情变化给予对应的中西医结合治疗。

三、复发期

复发期指缓解期患者由于药物应用不当、感染、手术、分娩等因素导致病情复发,临床症状重现甚至加重。针对此类患者,需根据患者复发病情的轻重程度进行区分。轻症患者门诊制定治疗方案,定期门诊复查和治疗;重症患者需住院诊治,制定对应的中西医结合治疗方案,预防重症肌无力危象发生。若出现急性呼吸衰竭、危及生命的危象状态,需麻醉科、ICU紧急给予气管插管、呼吸机辅助通气等治疗,待条件允许再转入神经内科或专科继续诊疗。

四、稽留期

重症肌无力多次复发后,病情将陷入一定状态,很难实现显著改善,或联合使用免疫抑制剂治疗仅能短期内缓解病情,遇病因触动即复发加重,或西药（免疫抑制剂)虽能缓解病情但不良反应大,难以长期使用,或患者合并多种疾病,导致治疗药物的选择受到限制,上述因素导致部分患者临床疗效不佳,肌无力症状长期存在,或反复发作,这种情况可归类于稽留期。临床上,这类患者多归属难治性重症肌无力。此期病情顽固、缠绵难治,治疗的主导思想是综合调理,改善病情,减轻症状,提高患者生活质量。

第二节 重症肌无力中西医结合全程管理的内容

一、就诊流程管理

就诊流程管理具体见图 5-1。

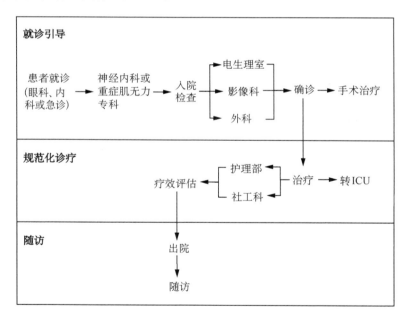

图 5-1 就诊流程管理图

1. 就诊引导

重症肌无力患者的就诊引导(引导至神经内科或重症肌无力专科),可帮助重症肌无力患者尽快到相关科室就诊,进而有助于重症肌无力患者早期诊断,减少疑似患者的漏诊与误诊。该工作主要分为以下三个部分：①院内疾病科普和宣教：通过在院内可允许的公共区域内摆放重症肌无力科普资料、播放疾病科普视频等方式，提高公众对重症肌无力这一疾病的认知度。②其他科室/医联体转诊患者引导：向其他相关科室宣传，引导患者正确就医。③急诊来院患者，判断疾病的严重程度，给予相应的紧急治疗，确定是否为重症肌无力危象，积极进行相关治疗。

2．规范化诊疗

（1）根据患者的病史及体征初步诊断后，引导患者进入专科门诊进行诊治，完善相关检查（新斯的明试验、重复电刺激检查、重症肌无力抗体检测），收集患者信息，向患者提供专科联系方式便于后期就诊。

（2）复诊提醒：在患者复诊前与其联系，提示患者需进行下一阶段的诊疗。

（3）诊疗管理：收集患者信息，详细记录病程，制定后续治疗方案。

（4）健康教育：患者就诊期间，定期安排时间和有需求的患者及其家属进行一对一的沟通、心理辅导；每月组织健康教育，从疾病的认知、治疗、常见问题答疑等层面进行疾病的科普教育；从医院人文宣教的层面增强患者对疾病治疗的信心。

（5）协调多学科管理：对于疑难病例，协调多学科合作管理。

3．随访

缓解期随访是指完成规范化治疗之后的随访，随访内容包括以下三方面。

（1）随访提醒：相关医护在患者恢复期随访时间节点通过电话、微信等方式告知患者，提醒患者按时进行随访。

（2）随访信息录入：完善患者身份信息记录，记录患者病程、治疗及康复的过程。

（3）健康教育/咨询：随访期间，患者可通过多途径进行线上或线下的咨询。

二、多学科合作模式管理

1．电生理室辅助诊断

神经电生理检查主要包括重复神经电刺激（RNS）、单纤维肌电图（SFEMG）等，在重症肌无力诊断和鉴别诊断中发挥重要作用[7]。

2. 影像科辅助诊断

所有确诊重症肌无力的患者需进一步完善胸腺影像学检查(纵隔 CT 或 MRI),目的在于检出重症肌无力患者伴有的胸腺异常,包括胸腺增生、胸腺瘤,从而辅助临床制定进一步的诊疗方案。10%～15%的重症肌无力患者伴有胸腺瘤,65%～70%的重症肌无力患者伴有胸腺增生,25%的重症肌无力患者胸腺正常或退化。CT 为重症肌无力患者首选检测胸腺的方法,胸腺瘤检出率可达 94%,MRI 有助于区分一些微小胸腺瘤和以软组织包块为表现的胸腺增生,必要时可行 CT 或 MRI 增强扫描[8-10]。

(1)胸腺增生:胸腺增生的 CT 表现为胸腺弥漫性增大,两侧大致对称,增生的胸腺密度均匀、边缘光滑,无明显占位效应及周围结构侵犯[11]。利用胸腺的 CT 表现判断重症肌无力患者的胸腺是否存在异常时,除了要观察胸腺直径大小、厚度、形态、边缘情况外,还应该重视胸腺内部密度是否均匀,有无结节状或条索状软组织灶或强化灶。当 CT 难以对胸腺增生或占位的性质给出明确诊断时,通常会选用 MRI 进行检查。MRI 可观察到更多解剖细节,为鉴别正常胸腺组织与胸腺增生、胸腺肿瘤提供更可靠的依据。

(2)胸腺瘤:胸腺瘤的影像学检查方法首选 CT 检查。CT 能准确显示肿瘤的部位、大小、数目,突向一侧还是双侧,显示肿瘤的边缘,判断有无周围浸润以及外科可切除性。平扫不能很好地区分胸腺囊肿或胸腺瘤。MRI 是评估胸腺瘤的有用诊断工具,因为 CT 上不能确定的胸腺区肿瘤可以在 MRI 上进一步区分。MRI 用于评估对邻近结构的侵袭性,尤其是肿瘤与周围结构脂肪间隙的侵犯情况具有优势。

3. 外科手术辅助

(1)胸腺瘤患者:临床建议及时手术。

(2)非胸腺瘤患者:手术指征[12]主要包括两种情况。①非胸腺瘤眼肌型重症肌无力:对其他治疗无效的眼肌型重症肌无力患者,可行胸腺切除;②非胸腺瘤全身型重症肌无力:对于非胸腺瘤 AChR-GMG,建议在疾病早期进行胸腺切除,以减少其他免疫抑制剂的使用。对于 MuSK-MG,不推荐行胸腺切除。胸腺切除起效时间为 6～24 个月不等。部分重症肌无力患者经胸腺切除后可完全治愈,也有部分重症肌无力患者胸腺切除仍需长期免疫抑制治疗。

4. 急诊/ICU 辅助

急诊接诊一般为急性期或者加重期,是指重症肌无力患者本身病情加重或治疗不当引起呼吸肌无力,出现急性呼吸衰竭,而危及生命的状态。

重症肌无力危象先兆症状:吞咽、咳痰不能,呼吸困难,或伴烦躁、出汗、震颤。

(1) 应急预案

1) 院外发生:抵达医院后应立即进入急诊绿色通道。急诊科医生即先后予新斯的明肌内注射、吸氧、心电监护、无创通气等呼吸支持。同时,紧急检查血气分析、血常规、CRP、降钙素原、肝肾功能、电解质、血糖等急诊生化指标。邀请神经内科急会诊,如危重者,请麻醉科和 ICU 会诊,麻醉科评估插管风险后,与家属谈话并签署知情同意书,在静脉麻醉下行气管插管。ICU 评估病情后,与家属谈话签字,予简易呼吸器辅助通气,转入 ICU 接有创呼吸机辅助通气。在神经内科和 ICU 联合评估下,如果患者在一周内无法脱离呼吸机,及时与家属谈话签字,行气管切开续接呼吸机辅助通气。此外,请营养科会诊,评估患者营养状况,制定肠内营养方案。

2) 院内发生:①发现患者有重症肌无力危象症状[13]后,护士应立即通知医生,并使用简易呼吸器辅助通气,高流量吸氧,同时将患者置于仰卧位。患者如果呼吸困难,是难以平躺的,通常呈端坐呼吸,头部偏向一侧。②保持呼吸道通畅,准备好吸痰装置并及时清除口鼻腔分泌物。③推急救车至床旁,迅速建立静脉通路,遵医嘱给予新斯的明针,简易呼吸器辅助呼吸。在麻醉科插管未到之前,可以先用气囊人工辅助通气。④通知麻醉科进行气管插管,同时联系急救设备中心送呼吸机。准备好气管插管用物,如喉镜、气管插管、导丝、胶布、注射器、牙垫、听诊器等。⑤麻醉科医生到场行气管插管,护士做好配合,插管成功后接呼吸机辅助呼吸。⑥严密观察患者瞳孔、意识、呼吸、血压、心率、血氧饱和度的变化。⑦病情好转后,做好基础护理、心理护理。⑧在抢救结束后,书写护理记录单。⑨患者转入 ICU 后,密切观察生命体征变化。⑩脱机后,患者转回神经内科或专科,以继续进一步诊治。

(2) 抢救流程:发现患者重症肌无力危象→通知医生→迅速清理口鼻腔分泌物→遵医嘱给予新斯地明针→气管插管→呼吸机辅助呼吸→严密观察病情→及时告知家属→记录抢救过程→转入 ICU。

5. 护理辅助

(1) 一般护理:症状较轻的患者,应适当休息,病情进行性加重的患者,须卧床休息,鼓励患者进行力所能及的活动,尽量自理生活,必要时协助其完成日常生活,满足患者的合理需要。

(2)生活护理:指导患者充分休息,活动易选择在清晨、休息后或肌无力症状较轻时进行,并自我调节活动量,以不感到疲劳为原则,评估好日常生活的活动能力。

(3)饮食护理:建议患者多食用纤维素、钙、蛋白质、钾含量丰富的食物,避免干硬和粗糙食物,对吞咽困难的患者进行重点监护[14]。

(4)安全护理:①误吸的预防护理;②呼吸道的护理;③压疮的预防护理;④感染预防。

(5)康复护理:针对患者的患肢进行主动训练,以防止由于长期疲惫导致个体肢体痉挛加强。在运动的过程中,注重对个体关节活动度的训练。对于早期患者,鼓励加强肢体功能锻炼;对于重症患者,应协助其每日多做被动活动,或进行按摩,以防止肌肉萎缩。

(6)用药护理:向患者告知常用药物的服用方法,避免因药物不当而诱发重症肌无力危象和胆碱能危象。

(7)情志护理:重症肌无力病程长且病情容易复发,感冒或劳累后加重。需关心体贴患者,使其心情舒畅,避免不良刺激;创造温馨环境,增强其治病信心;给予患者和家属心理支持;保持乐观的生活态度,生活有规则,要顺应自然界变化的规律,适应自然环境四季的更替[15-16]。

(8)危象护理:呼吸机监测、人机配合情况、必要时吸痰等[17-19]。

6. 社工科辅助

针对重症肌无力的病理和病因,对于轻症和康复后患者在治疗过程中,患者及其家属的心态、情绪对治疗效果具有显著影响;对于处于濒死状态的重症肌无力危象患者,他们可能具有紧张、焦虑、恐惧、畏死的矛盾心理,故家属和医务人员需紧密合作,对患者进行心理关怀,共渡难关[20]。

三、病程管理

1. 发病期

给予中医药汤剂及综合治疗,避免过早地加用激素或免疫抑制剂,尽量采用最小剂量的抗胆碱酯酶药物联合中医药控制病情。

（1）中医治疗[21]

1）中医辨证分型：运用中医望、闻、问、切四诊合参，对患者的体质、证候进行综合分析，从而为制定个性化的治疗方案提供依据。中医证型的名称和分类参照《中医诊断学》[22]中的有关标准。具体中医辨证分型见表5-1。

表5-1 发病期中医辨证分型

证型	必备条件	参考条件	常见患者	治法	方药
脾气虚型	a. 疲倦乏力，眼睑下垂； b. 舌质淡，舌体嫩胖，舌苔薄白； c. 脉濡	a. 大便易溏薄； b. 纳食减退	眼肌型、轻度全身型患者	补中益气升阳法	强力益气加减
气阴亏虚型	a. 疲倦乏力，眼睑下垂； b. 舌质偏红，舌体偏小； c. 舌苔花剥或少苔无苔； d. 脉细弱或细数	a. 复视； b. 口干； c. 纳呆	中重度全身型患者	补肾滋阴益气法	养血强力加减
脾肾阳虚型	a. 全身无力，少气胸闷，发声低微； b. 憎寒怕冷，腰酸； c. 舌质淡，舌体胖大，苔薄白； d. 脉沉细	a. 面色㿠白； b. 小便清长，大便溏薄或完谷不化	中重度全身型患者	益气温阳补肾法	补肾通督方加减
络脉阻滞型	a. 凝视斜视，眼球运动受限； b. 舌质或舌下络脉紫暗； c. 脉弱或涩	a. 面色少华； b. 大便易溏薄，纳食减退	奥氏分型Ⅰb型有严重的眼肌麻痹患者	通络散瘀法	通络散滞方加减
大气下陷型	嗽甚不得卧	气脱者喘汗	重症肌无力危象患者	补肾纳气法	参蛤强肌力方加减

2）中医综合治疗：①针灸疗法[23-26]，②梅花针，③滚针[27]，④穴位埋针，⑤穴位贴敷，⑥健身功法锻炼，⑦饮食治疗。

（2）西医治疗

1）改善神经肌肉接点传递，提高安全系数，常规采用AChEI治疗，强调药物剂量和时间安排的合理性与个体化。若治疗3个月后症状未明显改善，加用小剂量激素或联用硫唑嘌呤、他克莫司等免疫抑制剂。

2）辅助治疗：提高神经肌肉接点兴奋性，恢复终板电位诱导，可采用极化液静脉滴注，或甲钴胺治疗。

3）如胸部 CT 发现纵隔占位，邀请放射科、胸外科会诊，明确纵隔占位的性质、有无手术指征。若行手术治疗，术后根据胸腺瘤的病理结果及重症肌无力病情状况追加局部放疗或联合化疗及中西医结合治疗[28]。

2. 缓解期

根据中医辨证分型，配合健身功法锻炼、饮食治疗等综合治疗。在这一阶段，中医药及西药的激素、免疫抑制剂减至最小维持剂量，以实现最大获益和最小副作用的目标，甚至完全采用中医药来维稳。

3. 复发期

明确复发波动原因，调整治疗方案。如胸腺瘤术后复发，复查胸部 CT、PET-CT，邀请放射科、胸外科会诊，明确复发的转移范围，判断是否存在手术指征，制定术后放化靶向治疗方案等。如出现重症肌无力危象，请 ICU、肾内科会诊，转入 ICU 抢救或血浆置换等。若系感染诱发，应积极控制感染，根据细菌培养结果选择合适的抗生素，并在这阶段改变中医药的治疗策略，从扶正为主变为祛邪为主。若系激素减量后症状反弹，则激素宜加量至症状完全控制，并寻求用具有糖皮质激素样作用中药或其他免疫抑制剂部分或完全替代激素。

（1）重症肌无力危象的临床表现：主要包括延髓肌和呼吸肌进行性无力，无法维持正常通气功能。患者烦躁不安，大汗淋漓，口唇和指甲发绀。呼吸困难，痰涎壅盛，甚至神志不清，气息将停，肢体不温，汗出淋漓，脉沉细微弱或欲绝。

（2）重症肌无力危象的治疗原则[29]

1）根据病情及时进行气管插管或气管切开、吸痰，呼吸机辅助或控制通气，并切实掌握呼吸机性能及各项参数。确保呼吸道通畅，并严格落实呼吸道管理的相应措施，对症治疗，密切监测生命体征，护理全面、到位。针对危象诱发原因，采取对应处置。

2）AChEI 的应用：应立即给予新斯的明针剂 1～1.5mg 加阿托品 0.5mg 肌内注射。重症肌无力危象患者，必要时 20～30 分钟可再次注射。还可以给予新斯的明 2mg 加阿托品 1mg 加 5% 葡萄糖或生理盐水 500ml 静脉滴注维持。

3）保持有效通气：在抢救危象时，保持呼吸道通畅，维持呼吸功能，是提高抢救成功率、降低死亡率的一项重要的措施。

4）及时鼻饲保证药物和营养的供给：及时鼻饲可保证 AChEI 的应用，保证营养和水分的补充，也可以减少异物进入呼吸道，减少或减轻肺部感染。

5）重症肌无力危象必要时采用干涸疗法：气管切开辅助呼吸保证下，采用干涸疗法，停用 AChEI 72 小时，之后从小剂量开始重新使用 AChEI。

6）肾上腺糖皮质激素的应用：在有辅助呼吸的条件下，可采用激素大剂量冲击疗法。尤其是反拗危象，首选肾上腺糖皮质激素治疗。

7）积极控制感染：肺部感染是诱发危象的常见诱因，当危象发生后又会加重肺部感染。

8）大剂量免疫球蛋白静脉滴注疗法：在抢救重症肌无力危象时，可应用大剂量免疫球蛋白静脉滴注疗法，成人用法用量为 $0.4g \cdot kg^{-1} \cdot d^{-1}$，连续 5 天为一个疗程。

9）PE 疗法：PE 可迅速清除血浆中的 AChR-Ab，是抢救危象的重要手段，可获得快速而显著的效果[12]。

10）免疫抑制：①硫唑嘌呤，②他克莫司，③吗替麦考酚酯，④环孢素，⑤甲氨蝶呤。

11）中医辨治：重症肌无力危象为元气衰败，大气下陷，致气脱亡阳、阴阳离决，实属危候。中医辨证属元气衰败（元气虚脱、气脱亡阳）型。急当治拟益气固脱、回阳救逆，补肾纳气、肃肺化痰，参附汤和人参蛤蚧散加减主之。可酌情使用参附注射液、参麦注射液。神志不清者，温开可用苏合香丸（研细与煎剂混合后胃管注入）；凉开可用醒脑静注射液静脉滴注。

（3）肺部感染的治疗：感染发生会加重重症肌无力的肌无力症状，是诱发危象和导致死亡的重要因素。感染性疾病加重重症肌无力的机制目前尚不清楚，可能是发热时突触后膜去极化的时间缩短，胆碱活力增加，神经-肌肉的信息传递功能障碍加重，因而加重了重症肌无力的症状。肺部感染是诱发危象的常见诱因，当危象发生后又加重肺部感染。不能应用对神经-肌肉有阻滞作用的抗生素（如多黏菌素类、氨基苷类、林可霉素、克林霉素、万古霉素、喹诺酮类抗生素和磺胺类药物），可选用青霉素类、头孢菌素类等[30]。气管已切开的患者，则应根据呼吸道分泌物细菌培养药敏试验结果，采用最有效的广谱抗生素，而且剂量和疗程要足，对高热持续不退的顽固性肺炎，可采用抗生素气管内滴入，加超声雾化，可增加控制肺部感染的效果。

4. 稽留期

中医药在辨证分型的基础上,以加大扶正的力度为主,如加野山参、胎盘粉、参蛤强肌力胶囊等,配合针灸、功法等综合治疗。西医西药以调整剂量或联合用药,如联合靶向药物艾加莫德、利妥昔单抗等。

（1）中医治疗

1）中医辨证分型:见表5-2。

表5-2　稽留期中医辨证分型

证型	治法	方药
脾气虚型	补中益气升阳法	强力益气加减
气阴亏虚型	补肾滋阴益气法	养血强力加减
脾肾阳虚型	益气温阳补肾法	补肾通督方加减
络脉阻滞型	通络散瘀法	通络散滞方加减

2）中医综合治疗:①针灸疗法,②梅花针,③滚针,④穴位埋针,⑤穴位贴敷,⑥功法锻炼,⑦饮食治疗。

（2）西医治疗

1）改善神经肌肉接点传递,提高安全系数,常规给予AChEI治疗,强调药物剂量和时间安排的合理性与个体化。

2）肾上腺皮质类固醇激素治疗。

3）免疫抑制:①硫唑嘌呤,②他克莫司[31-32],③吗替麦考酚酯,④环孢素,⑤甲氨蝶呤[33],⑥环磷酰胺,⑦前述免疫抑制药物和激素的联合使用。对于部分对类固醇激素不敏感的难治型重症肌无力,尤其是有延髓麻痹症状的患者,可考虑加用免疫抑制剂[34]。

4）免疫调节:IVIg制剂[35]、PE[36]。

5）对于难治性重症肌无力患者,可酌情加用生物靶向药物,如依库珠单抗或靶向FcRn的艾加莫德,以及适应证外用药的靶向B细胞的利妥昔单抗[37]。此外,一些靶向免疫系统不同组分的生物制剂仍在临床研究,如靶向B细胞激活因子的泰它西普及靶向FcRn的巴托利单抗等[38-39]。

（3）并发病症的治疗原则:本病存在与其他自身免疫性疾病交叉或伴发的

倾向,涉及多个系统,症状错综,辨证复杂。凡足以致虚或伤及形体从而损耗元气,加重本病的伴发病、症,均应同时兼顾治疗。具体应用时遵从以下原则:①并发病、症与本病辨证机理一致(即同一属性),采取异病同治;②并发病、症与本病辨证机理相悖,则两者有机地兼顾(如伴甲亢则变益气升阳为益气育阴潜阳法);③短暂之标症(如感冒、感染等),集中药力先期解决;④伴有胸腺瘤者,控制病情后原则上建议手术治疗。

我国在全程管理模式的实践上起步较晚,目前尚处于初级阶段,全程管理模式构建缺乏系统化。因此,需大力推动全程管理的实践,逐渐构建系统化的重症肌无力中西医结合全程管理模式,并不断完善和优化管理模式,以推动专科发展,为更多患者带来福音。

参考文献

［1］ Carr AS, Cardwell CR, Mccarron PO, et al. A Systematic Review of Population Based Epidemiological Studies in Myasthenia Gravis[J]. BMC Neurol, 2010, 10: 46.

［2］ Heldal AT, Owe JF, Gilhus NE, et al. Seropositive Myasthenia Gravis: A Nationwide Epidemiologic Study[J]. Neurology, 2009, 73(2): 150-151.

［3］ Chen J, Tian DC, Zhang C, et al. Incidence, Mortality, and Economic Burden of Myasthenia Gravis in China: A Nationwide Population-Based Study [J]. Lancet Region Health, 2020, 5: 100063.

［4］ Huang X, Li Y, Feng H, et al. Clinical Characteristics of Juvenile Myasthenia Gravis in Southern China[J]. Front Neurol, 2018, 9: 77.

［5］ Hong Y, Skeie GO, Zisimopoulou P, et al. Juvenile-Onset Myasthenia Gravis: Autoantibody Status, Clinical Characteristics and Genetic Polymorphisms [J]. J Neurol, 2017, 264(5): 955-962.

［6］ 况时祥,况耀鋆.重症肌无力中西医结合分型分期论治探讨[J].中国中医急症,2019, 28(11):1993-1997.

［7］ 郑会晓,杨花芳.重症肌无力神经电生理研究进展[J].临床荟萃,2019,34(4):370-372.

［8］ Priola AM, Priola SM. Imaging of Thymus in Myasthenia Gravis: From Thymic Hyperplasia to Thymic Tumor[J]. Clin Radiol, 2014, 69(5): e230-e245.

［9］ Gentili F, Pelini V, Lucii G, et al. Update in Diagnostic Imaging of The Thymus and Anterior Mediastinal Masses[J]. Gland Surg, 2019, 8(Suppl 3): S188-S207.

［10］ Suster D, Ronen N, Pierce DC, et al. Thymic Parenchymal Hyperplasia[J]. Mod

Pathol，2023，36（8）：100207.

[11] 王圣中，刘晨熙，胡玉川，等.胸腺增生的影像学研究进展[J].国际医学放射学杂志，2021，44（4）：438-441.

[12] 中国免疫学会神经免疫分会.中国重症肌无力诊断和治疗指南（2020版）[J].中国神经免疫学和神经病学杂志，2021，28（1）：1-12.

[13] 关宇.重症肌无力危象治疗中无创机械通气的应用价值[J].中国医疗器械信息，2023，29（2）：84-86.

[14] 胡孝勤.全程营养管理对重症肌无力患者营养指标、呼吸功能及生活质量的效果分析[J].当代护士（下旬刊），2019，26（8）：48-50.

[15] 刘琳琳.健康信念教育对重症肌无力患者自我感受负担、自我效能及生存质量的影响[J].护理实践与研究，2019，16（12）：62-65.

[16] 袁爱玲.心理护理对重症肌无力患者负性情绪的作用[J].世界最新医学信息文摘，2020，20（64）：363-364.

[17] 戴瑛，王建峰.呼吸机用于重症肌无力危象患者的临床观察及护理措施[J].实用临床医药杂志，2014（18）：91-92.

[18] 杜燕.重症肌无力危象的预防及护理[J].健康必读，2019（36）：108.

[19] 龙兴霞，姚梅琪，姚金兰.重症肌无力危象的危险因素与护理进展[J].护理与康复，2022，21（3）：94-97.

[20] 石嘉.重症肌无力患者自我感受负担与社会支持、应对方式的相关性研究[J].成都医学院学报，2019，14（1）：115-117.

[21] 况时祥，况耀鋆，李艳.中医药治疗重症肌无力的特色、优势和潜力[J].贵阳中医学院学报，2019，41（1）：32-35.

[22] 李灿东.中医诊断学[M].北京：中国中医药出版社，2016：290，316.

[23] 孔琪，姚菁怡，戴宗昊，等.针灸治疗重症肌无力如何取穴——一项数据挖掘研究[J].世界科学技术-中医药现代化，2021，23（2）：647-654.

[24] 金子开，高兵，张利达，等.基于古医籍探讨针灸治疗全身型重症肌无力诊疗思路[J].中国针灸，2021，41（7）：819-822.

[25] 陈嘉悦，图娅，辛随成，等.针刺治疗重症肌无力的临床取穴特点[J].世界中医药，2022，17（17）：2451-2455，2463.

[26] 刘孜琦，盛英武，聂妍琦，等.基于数据挖掘探讨针灸治疗重症肌无力的选穴规律[J].世界中医药，2022，17（18）：2646-2654.

[27] 盛昭园，刘杰，戴梦，等.滚针治疗重症肌无力临床应用探讨[J].浙江中医杂志，2021，56（10）：755-756.

[28] 黄川，佟宏峰.重症肌无力外科治疗进展[J].中国神经免疫学和神经病学杂志，2018，25（2）：129-134.

[29] 黄玲.重症肌无力危象的防治研究进展[J].疑难病杂志，2019，18（12）：1288-1292.

［30］杨明山，卜碧涛.重症肌无力合并感染与抗生素的使用［J］.临床荟萃,2004(21):1221-
　　　1222.

［31］汪亮，赵重波，罗苏珊.他克莫司治疗重症肌无力的研究进展［J］.中国临床神经科学,
　　　2018,26(6):712-718.

［32］房舒舒，陈顿，陈茜，等.他克莫司治疗重症肌无力的文献计量分析［J］.中国药学杂志,
　　　2019,54(3):234-239.

［33］沈发秀，笪宇威.甲氨蝶呤治疗重症肌无力临床研究进展［J］.中国神经精神疾病杂志,
　　　2020,46(5):308-310.

［34］陈伟茜，张莹.难治性重症肌无力的治疗新进展［J］.中风与神经疾病杂志,2019,36(9):
　　　855-857.

［35］中国免疫学会神经免疫分会.静脉注射人免疫球蛋白治疗神经系统免疫疾病中国指南
　　　［J］.中国神经免疫学和神经病学杂志,2022,29(6):437-448.

［36］柯诗鹏，李旭，余玲，等.淋巴血浆置换术在免疫相关性疾病中的临床应用［J］.中国输血
　　　杂志,2022,35(8):882-886.

［37］赵思佳，张憨，李柱一，等.利妥昔单抗治疗重症肌无力的研究进展［J］.中国神经免疫学
　　　和神经病学杂志,2018,25(2):125-128.

［38］Narayanaswami P，Sanders D B，Wolfe G，et al. International consensus guidance for
　　　management of myasthenia Gravis：2020 update［J］. Neurology, 2021，96(3)：114-
　　　122.

［39］王可，徐鹏，张影，等.重症肌无力治疗的中外指南对比及解析［J］.实用医学杂志,2022,
　　　38(8):917-922.

附录
重症肌无力专科发展历程

上海市中西医结合医院重症肌无力专科的历史可以追溯到 20 世纪 50 年代末。

中华人民共和国成立后,张近三先生几经辗转于 1958 年任上海市中西医结合医院中医科主任。草创伊始,张近三先生坚持"中西汇通,尊古不泥古"的学术理念,开展内外科疑难杂症的诊治工作;在衷中参西理念的指导下中医科逐渐形成了肝病与重症肌无力两大病种为学术侧重的工作重点。

20 世纪 60 年代起张近三团队着力于探索当时有"第二癌症"之称的难治性神经肌肉疾病——重症肌无力的中西医结合诊疗方法。1964 年时张近三先生通过中医理论的溯源与探索提出重症肌无力的成因责之脾肾虚损,临床可采取培补脾肾的治疗方法。1973 年张近三带领以其得意门生李庚和教授为首的团队,对 100 例重症肌无力患者进行中医疗效观察,正式提出重症肌无力诊疗的"脾肾学说",揭示疾病的病机、治则与治法。其观点于 1975 年发表在《医学情况交流》杂志,引起了热烈反响。

之后李庚和教授主持中医内科的工作,在前期基础上进一步探索并发挥了张近三先生的学术理论,强调重症肌无力一病的诊治过程中"脾肾虚损"的病因贯穿始终,其中又以脾虚为主要矛盾,确立了"脾肾同治"为治本之道。之后的 10 余年里李庚和教授连续在《上海中医药》等各类杂志上发表了重症肌无力诊疗经验的相关论文 6 篇,这在当时殊为不易。自此,上海市中西医结合医院中医内科擅长中西医结合诊治重症肌无力名声斐然,吸引了五湖四海的病患前来求医。

20 世纪 80 年代后李庚和教授团队在中医诊疗的基础上,联合长海医院涂来慧教授团队、华山医院吕传真教授团队,开展了重症肌无力脾虚证型的辨证论治、疗效和治疗机制临床实验研究。所得成果于 1991 年获国家中医药管理局中医药科学技术进步奖三等奖。陈理书、陈丽芬、蒋方建、盛昭园等团队成员也此过程中不断成长,将前辈的经验薪火相传并发扬光大。中医内科的专科水平也稳健提高,1996 年成为上海市卫生局(现上海市中医药管理局)中医重症肌无力医疗协作中心;2003 年成为上海市卫生局中医重症肌无力特色专科;2004年李庚和教授获评"上海市名中医"荣誉。根据李庚和教授临床经验创制的强力益气颗粒、养血强力颗粒与参蛤强肌力胶囊三种院内制剂在专科普遍使用。其中强力益气颗粒因其微甜的口感,携带方便,广受眼肌型重症肌无力儿童、青少年患者的喜爱。

2012 年上海市中西医结合医院通过等级评审,正式成为了上海市三甲中西医结合医院;2013 年又成为上海中医药大学的附属医院。中医内科的临床工作也再上台阶,除重症肌无力之外,多发性肌炎、进行性肌营养不良等神经肌肉疾病病例也逐渐增多。当时的虹口区卫生局会依托于专科团队设置了"重症肌无力研究室",笔者继续推动专科建设。2013 年李庚上海市名中医工作室成立,笔者主持工作室传承工作,并编纂了"跟名医做临床——内科难病李庚和卷",对先贤的宝贵经验进行了总结。

2014 年起,中医药在治病保健中的地位逐渐提高,中医内科团队根据前辈的理论,在既往重症肌无力中医内治的基础上,发展了中医综合诊疗模式。穴位贴敷、温针灸、滚针等外治法的加入,不仅丰富了专科的处理手段,重症肌无力综合治疗的疗效也优于单纯的内服中药汤剂。

2021 年 12 月专科正式更名为重症肌无力传统医学科。专科团队现有医生9 人,其中高级职称 2 人、中级职称 7 人;硕士研究生导师 1 人、博士 2 人。该团队中有上海市优秀青年中医临床人才 1 人、上海市中医领军人才学术共同体成员 1 人、第六批全国老中医药专家学术经验继承工作继承人 1 人、上海市中医药高层次人才引领计划创新群体班成员 1 人。专科团队先后培养硕士研究生 6人;发表相关论文 40 余篇;编写专著 8 本。另外,专科团队承担各级课题,不胜枚举。

专科病房配置正式床位 14 张,加床 2 张,门诊诊室 8 间,中医综合治疗室 1间。在笔者带领下,专科团队成员衷中参西、纵挖掘经典、横广涉各家,在前辈脾肾学说论治重症肌无力的基础上,又新融入"补肾通督"法。在中医传统内服汤药基础上,开展普通针刺、眼针、耳针、头皮针、腕踝针、滚针、揿针、皮内针、梅花针、艾灸、隔物灸、督灸、刮痧、拔罐、游走罐、穴位贴敷、中药熏药、中医定向透药等传统中医特色综合疗法,进一步提高重症肌无力专病的临床疗效。

与此同时,专科病种从重症肌无力逐渐拓展至肌萎缩侧索硬化、肌少症、多发性肌炎、进行性肌营养不良、帕金森病等难治性神经肌肉疾病领域。专科团队于 2021 年年底着手建设上海市卫生健康委员会"重症肌无力中西医结合一体化诊疗模式构建"项目。于 2022 年、2023 年分别举办相关中医药继续教育项目学习班;开展科普宣传与"中医肌无力联盟"学术活动;构建专病内服与外治相结合一体化诊疗模式、专病急危重症处理与全病程管理相结合的方式,以及专科罕见病与常见病并重的发展方向。专科团队在学术上则始终秉承"传承中医整体观念,充分体现中医药传统文化特色"的精神。2023 年笔者的肌病团队成为上海市卫生健康委员会"十四五"中医特色专科,在专科建设方面又留下了浓墨重彩的一笔。

2023 年 6 月在笔者牵头下"李氏痿痹病传承中心""虹口区医学会中医学术流派传承专业委员会"成立,笔者任首届主任委员。同时"李氏痿痹病学术经验"目前正在申请"2023 年上海市虹口区非物质文化遗产代表性项目"过程中。专科团队正向着前辈所言"学术经验传承的尽头就是将其衍变为文化"的目标迈进。

重症肌无力传统医学科在 70 余年的发展中历久弥新,秉持重症肌无力中医综合诊疗特色,以创建中医肌病专科为新起点,多方面齐头并进,多维创新发展,新构架日趋成熟。专科团队全体同道将继续发挥中西医结合诊疗的优势,以精湛的技艺减少病患的痛苦,以医者仁心呵护大众的身体健康!